JASMINA ALEXANDER

GUÍA DE RADIOTERAPIA PARA LOS PACIENTES CON CÁNCER

Desde lo convencional hasta lo más avanzado en técnicas de tratamiento

2017

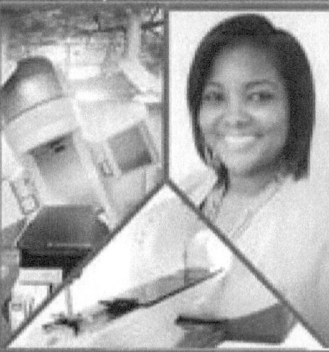

Panamá, Rep. de Panamá

GUÍA DE RADIOTERAPIA PARA PACIENTES CON CÁNCER
2da Edición

Prof. Jasmina I. Alexander S.
Tecnóloga en Radioterapia y
Lcda. en Radiología e Imágenes Médicas

Inspirado en el libro de:
Richard Steeves, M.D., P.H.D.

PRÓLOGO

Hoy día, a pesar de que la incidencia del cáncer en nuestro país, así como a nivel mundial, ha ido en aumento, los conocimientos del equipo multidisciplinario acerca de cómo tratar el cáncer con cirugía, quimioterapia y radioterapia, ya sea solos o combinados, también han ido en aumento. Podemos afirmar que menos de la mitad de todas las personas que se han enterado que tienen cáncer este año, morirán de su cáncer. Como paciente diagnosticado con cáncer, esta guía le ayudará a entender la enfermedad y cómo competir con ella.

La radioterapia moderna ayuda a curar a un significativo número de estos pacientes. Este libro le dirá cómo escoger un centro de radioterapia, en caso de que este tipo de tratamiento le sea recomendado.

Pese a los grandes avances que se han logrado en el "mundo" de la radioterapia, existen aún países que en pleno siglo XXI, no cuentan siquiera con equipos de tratamiento, como es el caso de 27 países de África; e incluso en Centro América tenemos países que no cuentan con un Acelerador Lineal y continúan realizando técnicas convencionales de simulación, planificación y tratamiento. Pues precisamente para estos países de habla hispana es que he preferido mantener la guía con esa parte convencional de la radioterapia y finalizar con lo más avanzado que se cuenta hoy día en países como

Panamá, que hasta hace apenas 5 años pasó de tener un atraso de 20 años en tecnología para el tratamiento del cáncer, a ser los pioneros de la región en técnicas y equipos de última tecnología.

El rol del tecnólogo de radioterapia ha ido tomando mayor relevancia con el transcurrir de los años, no solo por el contacto diario con el paciente, sino debido a la profesionalización de la carrera, como consecuencia del desarrollo tecnológico que ha traído consigo la fusión de diversas modalidades de imágenes para complementar una óptima planificación del tratamiento. Es por ello, que Usted puede ver en el tecnólogo, una guía y enlace con su radio oncólogo, quien muchas veces no podrá atender a todas sus dudas e inquietudes de manera inmediata debido a su agenda.

Prof. Jasmina I. Alexander S.
Tecnóloga en Radioterapia
y Lcda. en Radiología e Imágenes Médicas

PREFACIO

"Si usted piensa que tiene cáncer, puede estar pasando por una solitaria y terrible experiencia. El pánico entra cuando usted se da cuenta de que no tiene lista una fuente de información acerca del cáncer o su tratamiento. Este libro le ayudará a entender qué está sucediendo con usted. Centre su atención y gane un poco de conocimiento ahora, así podrá estar activamente involucrado en su propio cuidado, convertirse en un colega activo con su físico, y desviar muchas de las incertidumbres que puedan resultar si usted fuera un paciente pasivo.

En mi contacto diario con pacientes con cáncer, frecuentemente me veo afectado por sus sufrimientos o tormentos mentales, por el miedo de no saber qué va a suceder con ellos. La mayoría de los pacientes son incapaces de controlar este miedo porque no son bien informados acerca de su enfermedad y su tratamiento.

Si usted es un paciente con cáncer, un amigo o pariente de un paciente con cáncer, o si está preocupado porque pueda tener cáncer, entonces este libro es para usted. Aquí encontrará respuestas no halladas en la mayoría de los libros acerca del cáncer. Espero que ello reduzca su miedo e inseguridad.

Como resultado de los altamente publicados accidentes en la isla Tree Mile y en Chernobyl, muchos pacientes se *preocuparon por los daños potenciales de los rayos-x. Por eso hago un énfasis en cuan segura es realmente la radioterapia y qué tan bien tolerada es por la mayoría de los pacientes con cáncer. Si logramos prevenir miedos innecesarios que disminuyen la calidad de vida de solo unos cuantos pacientes con cáncer, habremos llegado a nuestra meta escribiendo este libro."*

Richard A. Steeves, M.D. Ph.D.
Madison, Wisconsin
Mayo 1992
"Cancer's patients guide for radiotherapy"

CONTENIDO

CAPITULO I   11
- ¿QUE ES EL CANCER? ¿CUALES SON ALGUNOS SINTOMAS TIPICOS?
  - Las células cancerosas no descansan.
  - Los signos de precaución del cáncer deletrean C.U.I.D.A.D.O.
  - La detección temprana es importante.
  - El cáncer se esparce a otros órganos.

CAPITULO 2   16
- COMPITIENDO CONTRA EL CANCER
  - El golpe
  - Reacciones
  - Encontrando una esperanza.
  - Desarrollo de un plan.
  - ¿Qué es una "cura"?
  - El pesar
  - ¿Cómo se ve usted mismo?
  - El papel de la familia y amigos.

CAPITULO 3   24
- ¿A QUIEN DEBE ACUDIR POR CONSEJO PARA DIAGNOSTICO Y TRATAMIENTO?
  - Los doctores no son iguales.
  - Fuentes de información.

- Obteniendo otra opinión.
- Evaluación y espera.
- Hablando con su médico.

CAPITULO 4 28
- **¿A QUE LUGAR DEBE IR POR TRATAMIENTO?**
  - Hospitales Universidades
  - Centros de Manejo del Cáncer
  - Grandes Centros Médicos

CAPITULO 5 32
- **¿CÓMO ES TRATADO USUALMENTE EL CANCER?**
  - Cirugía
  - Radioterapia
  - Quimioterapia

CAPITULO 6 42
- **LA RADIOTERAPIA PARA EL TRATAMIENTO DEL CANCER**
  - El papel del Oncólogo de Radiación.
  - Algunas preguntas que debe hacer.
  - Planeando su tratamiento.
  - Siendo simulado.
  - Su primer tratamiento.
  - En el cuarto de tratamiento.

CAPITULO 7 57
- ¿CUALES SON LOS EFECTOS COLATERALES DE LA RADIOTERAPIA?
  - Efectos colaterales durante el tratamiento.
  - Efectos colaterales post-tratamientos (tardíos).
  - Cáncer inducido por radiación.

CAPITULO 8 63
- **TIPOS ESPECIALES DE RADIOTERAPIA**
  - Braquiterapia
  - Terapia estereotáxica
  - Radioterapia intra-operatoria

CAPITULO 9 68
- **OTROS TIPOS DE TERAPIA**
  - Hipertermia
  - Inmunoterapia
  - Terapia dirigida
  - Terapia hormonal
  - Células madres
  - Medicina de precisión

CAPITULO 10 80
- **LA RADIOTERAPIA EN LA ACTUALIDAD**
  - IMRT
  - IGRT
  - SRS Y RT ESTEREOTÁCTICA

- SBRT
- PROTONTERAPIA
- EL PET-CT EN RADIOTERAPIA

CAPÍTULO 11 98
- **PREGUNTAS HECHAS COMUNMENTE ACERCA DE LA RADIOTERAPIA**

CAPÍTULO 12 106
- **CONSEJOS DE SU TECNÓLOGA**

GLOSARIO 113

BIBLIOGRAFIA 119

CAPITULO 1

¿QUÉ ES EL CÁNCER?
¿CUÁLES SON ALGUNOS SINTOMAS TÍPICOS?

Cáncer, simplemente significa crecimiento de células malignas o incontroladas de cualquier tejido en el cuerpo. Excluye tumores benignos o de crecimiento limitado semejantes a verrugas o lunares. Hay muchos tipos de cáncer, pero pueden ser divididos en las cuatro categorías siguientes:

- **Carcinomas:** cánceres que surgen en la piel o en el revestimiento de los sistemas digestivo, respiratorio o urinario, o en cualquier glándula, tales como mama, próstata, páncreas, testículos u ovarios.

- **Sarcomas:** cánceres que comienzan en los componentes del cuerpo, tales como hueso, cartílago, músculo, grasa o tejido fibroso.

- **Linfomas:** cánceres que surgen en nódulos linfáticos.

- **Leucemias:** cánceres que comienzan en la médula ósea.

La palabra cáncer impone un respeto temeroso en parte porque puede ser difícil de curar. Sin embargo, con el reciente avance en la diagnosis y tratamiento, más de la mitad de todos los pacientes con cáncer no tienen evidencia de enfermedad 5 años después de tratamiento. De hecho, la gran mayoría de dichos pacientes son curados.

Muchos médicos, para evitar alarmar a sus pacientes, usan la palabra *tumor* en lugar de cáncer. Un tumor puede ser tanto benigno como maligno, así es que si el uso de estos términos por parte de su médico lo confunde, pídale una aclaración del tema.

Las células cancerosas no descansan

El cáncer empieza cuando una sola célula pierde su habilidad de ser controlada por las señales reguladoras normales que se encuentran a su alrededor.

Después de la división celular, las dos células "hijas" no van a un período de descanso como lo hacen las células normales. En su lugar, ellas inmediatamente empiezan a dividirse. El tiempo que toma para que las células cancerosas se dividan varía apenas un poco de unos cuantos días a pocos meses. Puede tomar varios años para que una masa de células cancerosas pueda ser vista o palpada. Luego de cerca de 33 divisiones el tumor podrá medir una pulgada o dos de diámetro. A este punto el paciente puede presentar síntomas como una masa o dificultad para respirar, tragar u orinar. Algunos cánceres crecen dentro de la piel se convierten en ulceraciones. Esté alerta para los siguientes síntomas, también señalados por asociaciones como la Asociación Nacional Contra el Cáncer.

Los signos de precaución del cáncer deletrean C.U.I.D.A.D.O.

- **C**ambios en los hábitos del intestino o vejiga.
- **U**na herida que no sana.
- **I**nusual sangrado o derrame.
- **D**eformación, espesor o masa en la mama o cualquier otra parte.
- **A**lguna dificultad al tragar o indigestión.
- **D**eformación o cambios obvios en verrugas o lunares.
- **O** una tos persistente o ronquera que no se va.

La detección temprana es importante

La manera más fácil para detectar el cáncer temprano es familiarizándose con su propio cuerpo. Cada vez que se baña debe recorrer sus manos por todo su cuerpo, incluyendo su cuello, axilas e ingle y notar cuidadosamente cualquier masa o llaga. Si usted es un hombre, debe palpar sus testículos; si es mujer, debe palpar sus senos. Si hace esto regularmente usted estará consciente y sensible a cualquier cambio en su cuerpo. Vea a su médico inmediatamente si tiene cualquier duda o inquietud.

Otra manera sencilla de detectar el cáncer, especialmente en el sistema urinario o colon, es comprar un kit en su farmacia. El kit le ayudará a detectar sangre oculta en su orina o excremento. Debido a lo frecuente del cáncer de mama, las mujeres mayores de 50 años deberían hacerse una mamografía anual. Si hay una historia familiar de cáncer de mama, es prudente iniciar la mamografía anual desde los 35 a 40 años de edad.

Los hombres mayores de 50 años deben tener anualmente un examen para cáncer de próstata. Los fumadores, hombres o mujeres, deberían tener una radiografía de tórax cada año.

El cáncer se esparce a otros órganos

Si el cáncer fuera peligroso solamente por su crecimiento irregular, entonces podríamos contar con que un cáncer podría ser extirpado por una cirugía y eso podría ser su fin. Desafortunadamente, muchas células cancerosas tienen una segunda propiedad indeseable: *viajan y se alojan en cualquier otro lugar.*

La habilidad del cáncer de esparcirse y crecer en nuevos lugares, llamada *metástasis,* ocurre por medio de dos pasos: la circulación sanguínea y el sistema linfático. (Ver glosario para una definición más completa). La mayoría de la gente sabe que las células cancerosas pueden viajar por medio del flujo sanguíneo a todas las partes del cuerpo. Muchos no saben

que las células cancerosas también pueden viajar una corta distancia a nódulos linfáticos a través de los canales linfáticos. Los nodos linfáticos están localizados justo debajo de la piel en el cuello, axilas e ingle, y a mayor profundidad detrás del hueso de la mama o esternón y en cualquiera de los lados de la espina dorsal. Algunos cánceres como sarcomas y leucemias tienen una tendencia a esparcirse principalmente a través del flujo sanguíneo. Otros cánceres, como carcinomas y linfomas frecuentemente se riegan a través del sistema linfático. De cualquier forma, hay muchas excepciones a esta generalización. Su médico puede necesitar considerar ambas vías en su situación.

CAPITULO 2

COMPITIENDO CONTRA EL CANCER

El impacto

Si usted o cualquiera en su familia desarrolla cáncer, podría parecer que el mundo entero de repente se desmorona a sus pies. La mayoría de las personas están acostumbradas a una forma de vida predecible. De pronto las agendas se vuelven humo, las relaciones pueden volverse extrañas. Las preocupaciones acerca de cuentas y dinero son frecuentemente una fuente de polémicas. El problema más grande de todos es la incertidumbre – ¿cuál será el resultado de la enfermedad? ¿Cuándo lo sabrá?

Reacciones

Por supuesto, la persona con cáncer está más afectada que todos. Puede entrar la negación, luego la depresión, seguida por la ira. Una reacción típica al cáncer es: ¿Por qué esto me sucede a mí? El resentimiento es otra reacción común, dirigido quizás hacia miembros
de la familia y amigos quienes no tienen cáncer o hacia los médicos y enfermeras que dirigen el tratamiento. Los pacientes pueden tener también sentimientos de culpa

por algún comportamiento en su vida pasada, como fumar o beber, eso pudo haber causado el cáncer.

Usualmente los sentimientos de culpa son injustificados. Los muchos factores involucrados en la causa del cáncer son tan complejos y tan pobremente entendidos que es un error aislar un evento específico o comportamiento en el pasado como su causa. Aún con cánceres en la piel y pulmón, para quienes la exposición al sol y el fumar respectivamente han sido claramente identificados como factores poderosos de riesgo, el remordimiento tiene poco valor a este punto.

Un mejor uso de su energía sería advertir a sus familiares y amigos acerca de tomar o pasar por riesgos semejantes.

Encontrando una esperanza

Un factor esencial en la competencia contra el cáncer es permanecer esperanzado y razonablemente optimista. Por ejemplo, si usted está tratando con un pequeño cáncer en la piel, su nivel de esperanza debe ser extremadamente alto. Si usted tiene un cáncer avanzado de esófago o páncreas, entonces espere un confort razonable tan duradero como sea posible. Es esencial que usted y su médico tengan una franca conversación tan pronto como sea posible, y así usted podrá establecer metas reales. Si usted necesita una imagen más clara de su situación, pregúntele a alguien en quien confíe - su cónyuge, un familiar cercano, o un amigo - para que hable con su físico.

Desarrollando un plan

Su habilidad para competir o luchar aumentará grandemente si usted y su médico trazan una estrategia o plan de ataque. Asegúrese de entender completamente los pasos involucrados en los exámenes de diagnóstico, planeación de los mismos tratamientos y las citas de control. Pregúntele a su médico o enfermera por folletos informativos o folletos acerca de su tipo de cáncer en particular. Los pacientes y sus seres queridos deben leer los folletos y sentirse libres de preguntar por cualquier incertidumbre que surja.

Es importante para usted y su médico determinar qué tan lejos se ha esparcido su cáncer. Muchos de sus exámenes, así como los centelleos óseos, son realizados para este propósito. Si el cáncer es pequeño o no esparcido, es llamado un *estado temprano – uno o dos*.

Si no se encuentra una evidencia de que el cáncer se ha esparcido, entonces es razonable invertir lo que sea necesario en tiempo, dinero e incomodidad para una buena oportunidad de cura. De lo contrario, si se encuentra que el cáncer ha viajado a varios lugares en el cuerpo, entonces la probabilidad de cura puede ser remota.

Su médico puede recomendar más tratamientos delicados que palearán o aliviarán los síntomas del cáncer sin causar muchos efectos colaterales.

¿Qué es una cura?

¿Qué quieren decir los médicos con la palabra *"cura"* con referencia al cáncer? Aunque el significado general es la eliminación o remoción de todas las células cancerosas, nadie puede estar absolutamente seguro de eso. Por eso, una manera de determinar si un paciente está curado es notar si un paciente ha sobrevivido o no cinco años después del tratamiento inicial del cáncer. Las recurrencias son raras después de cinco años.

Un promedio de cura puede ser calculado simplemente encontrando el porcentaje de un grupo particular de pacientes que estén con vida 5 años después de su diagnóstico inicial. Algunos médicos cuentan solo a los pacientes que están vivos y libres de toda evidencia de cáncer. Otros cuentan a todos los pacientes que están aún con vida con o sin trazos de recurrencia de cáncer. En algunos centros el promedio de sobrevida es ajustado para llegar a la cantidad de muertes que pueden ser esperadas dentro del mismo grupo de edad por accidentes y otras causas. De esta forma, puede ser difícil comparar los promedios de cura entre varios centros de cáncer.

El pesar

Dependiendo de la información que se le haya dado en las consultas con su médico, usted pasará por algún nivel de pesar. El pesar es frecuentemente malentendido en nuestra sociedad; erróneamente asumimos que es un signo de debilidad. Es una emoción natural, y la que los pacientes con cáncer y sus seres queridos deben expresar plenamente. Después de todo, el pesar es un estado de nuestra humanidad, no de nuestra debilidad. Si la familia, amigos, físicos, todos lo apreciaran, sería de mucha ayuda.

Durante el período del pesar, es esencial para el paciente preservar tres cosas: balance emocional, imagen personal y las relaciones con la familia y amigos. El balance emocional le dará un sentido de perspectiva, lo mantendrá lejos de la desesperación. Es normal y saludable sentir y expresar su dolor, pero no permita que se convierta en su amo. Muchos pacientes están agradablemente sorprendidos de encontrar un balance emocional que proviene de una fuerza interior que no sabían que tenían. Nunca debieron haber necesitado de ella hasta ahora. Muchas personas encuentran en la oración un enorme valor para preservar el balance emocional.

¿Cómo se ve usted mismo?

Una imagen personal positiva es extremadamente importante en el mantenimiento de las relaciones con la familia y amigos. ¿Alguna vez ha tratado de proyectar los ojos de su mente fuera de su cuerpo y voltear a mirarse usted mismo desde una perspectiva exterior? ¿Cómo se siente respecto a la imagen que ve de usted mismo? ¿Percibe algún muro de defensa o ve a una persona que es honesta y abierta? Usted se sentirá mucho mejor con usted mismo si ve la última imagen y su familia y amigos encontrarán más fácil el relacionarse con usted. Ellos probablemente están sintiéndose inquietos respecto al hablar sobre la enfermedad con usted, pero también necesitan información acerca de su condición. Pueden estar buscando una señal de sinceridad de su parte. En la larga carrera, todo el mundo se sentirá mejor si no hay temas o áreas prohibidas de conversación.

El papel de la familia y amigos

A medida que usted comience a sentirse vulnerable, las relaciones y el sentido de pertenencia con su familia y amigos más allegados se tornarán más importantes para usted. Si usted piensa que finalmente morirá de este cáncer, debe decirles. De cualquier forma, lo que usted realmente quiere es hablar acerca de cómo le gustaría que procedieran las cosas dentro de su familia luego de que se haya ido, sea firme respecto a eso.

Eventualmente sus seres queridos entenderán que esta discusión es realmente importante para usted. Si prefiere recordar cosas del pasado, hágalo saber también. Puede ser muy terapéutico revivir momentos de su vida con sus familiares y amigos.

Algunas veces es refrescante hacer nuevos amigos, especialmente aquellos que están experimentando retos similares. Existen grupos de apoyo que le permiten intercambiar información, ideas y sentimientos con otros pacientes con cáncer, lo que con frecuencia es muy reconfortante. Ellos pueden dar lugar a un enfoque más positivo y de hecho, puede extenderle la vida.

A mediados de los 70, un psiquiatra de la Universidad de Stanford inició una evaluación de los efectos a corto plazo de las terapias de grupo en pacientes con cáncer de mama avanzado. Esas pacientes, casualmente asignadas a terapia de grupo, se convirtieron en las menos ansiosas, menos temerosas y menos depresivas que aquellas no referidas a terapia de grupo. Por medio de la auto-hipnosis, los miembros del grupo también aprendieron a disminuir su dolor. Diez años después, escépticos de programas de psiquiatría popular pretenden vencer el cáncer por medio de pensamientos positivos; el psiquiatra decidió continuar con sus primeros estudios. Para su sorpresa, encontró que los pacientes que recibieron un año de terapia de grupo vivieron en promedio, dos veces más tiempo que aquellos quienes no la recibieron. Esto no es para sugerir que la psicoterapia es un sustituto aprobado de tratamientos médicos, pero este pequeño estudio de 86 pacientes ciertamente motivó a la gente a pensar positivamente.

CAPITULO 3

¿A QUIEN DEBE ACUDIR POR CONSEJO PARA DIAGNOSTICO Y TRATAMIENTO?

Los médicos no son iguales

Desafortunadamente, no todos los médicos ofrecen igualmente buenos tratamientos. Difieren en su personalidad, entrenamiento y experiencia. Las cualidades más importantes que un paciente debe buscar en su médico son competencia, experiencia, calidez y comprensión. Su médico o internista debe tener estas cualidades cuando tratan con enfermedades comunes en la familia y puede ayudarlo a atravesar esto temprano.

De cualquier forma, él o ella puede que no tenga el conocimiento especializado y la experiencia para ofrecerle el mejor cuidado del cáncer. Quizás el médico de su familia ya ha sugerido el nombre de un cirujano o de otro oncólogo especialista para que lo vea.

Fuentes de información

Ahora es el momento de que usted adquiera más información. ¿Conoce a alguien que sea un especialista en cáncer? Si lo conoce, llame a esa persona lo antes posible y pídale los nombres de buenos especialistas en cáncer cercanos a usted. En Panamá existe una asociación llamada *"Asociación Nacional Contra el Cáncer" (ANCEC)*, en la cual existe un personal que tiene a mano toda la información acerca de su problema. Ellos pueden decirle qué tipo de especialistas están involucrados con más frecuencia en la diagnosis y tratamiento del cáncer y los nombres de los centros a los que se puede dirigir.

Obteniendo otra opinión

¿Qué pasa si usted ya ha visto a su médico y él o ella sospecha que tiene cáncer y lo ha referido a un cirujano? Vea al cirujano sin demora. Recuerde que usted está pidiendo únicamente un consejo, y que tiene derecho a otra opinión antes de aprobar cualquier decisión.

Si el cirujano le recomienda una biopsia, hágasela. Esto determinará la diagnosis. Si la biopsia es positiva al cáncer y su cirujano le recomienda una cirugía mayor, usted no está obligado a seguir esa recomendación. Usted debe obtener una segunda opinión de un especialista del cáncer que no sea un colega de la misma oficina, centro o institución. La segunda opinión será de un *oncólogo de radiación* o un *médico oncólogo*. (Vea capítulo 5 o el Glosario para las definiciones de estos términos)

Con frecuencia es mejor trabajar desde el inicio con un grupo de especialistas en cáncer. Por ejemplo, su oncólogo de radiación debe tener la oportunidad de examinar el cáncer antes de que el cirujano lo remueva. El oncólogo de radiación puede entonces planear mejor su curso de radioterapia.

Algunas veces la radioterapia y/o la quimioterapia dadas antes de la cirugía pueden hacer que la operación sea más fácil de llevar a cabo, especialmente si la radioterapia o quimioterapia eliminan significativamente el tumor. Finalmente, tanto el oncólogo de radiación como el médico oncólogo han tenido un extenso entrenamiento en cómo ciertos tipos de cáncer se esparcen. Con frecuencia son capaces de asistir su cirugía en respuesta a los diversos exámenes para determinar la etapa del cáncer y obtener un plan de tratamiento óptimo.

Evaluación y espera

Tan pronto como su médico esté seguro de que tiene cáncer, usted deberá estar ansioso por iniciar su tratamiento tan rápido como sea posible, quizás por el miedo a que el cáncer se disperse o porque usted quiere terminar con el tratamiento. De cualquier forma, para ajustar el tratamiento para usted y su cáncer es esencial que su médico le mande exámenes adicionales especialmente si el tumor está a profundidad dentro de su cuerpo. Dichos exámenes pueden incluir varios estudios de rayos-x o una tomografía axial computarizada (CAT). Puede demorar de una a dos semanas para que su médico ordene todos los exámenes y estudie los resultados. Por eso, trate de ser paciente; su cáncer no se esparcirá dentro de una o dos semanas y su tratamiento únicamente será tan bueno como el conocimiento que tiene su médico acerca de su cáncer en particular.

Hablando con su médico

Finalmente, trate de mantener una relación abierta con su médico. Aunque algunos pacientes prefieren no saber que tienen cáncer o cuál es el pronóstico, la mayoría de los pacientes si quieren saber tanto como puedan acerca de su caso. En consecuencia, los médicos responden más a los pacientes que expresan claramente esta necesidad.

Si usted está viendo a un médico como acompañante de un niño mayor de 10 años de edad, o de un padre o madre de edad madura, piénselo muy bien antes de pedirle al médico no decirle el diagnóstico o pronóstico al paciente. Primero, lo que usted está solicitando es que el médico lo acompañe en una conspiración de silencio que podría interferir inevitablemente con la relación médico-paciente. Segundo, es muy raro que un paciente, ya sea joven o adulto, no se dé cuenta de que algo serio está sucediendo cuando él o ella tiene que quedarse solo(a) en un cuarto por varios minutos bajo una enorme máquina de rayos-x o cobalto. Permita tomar la decisión de decirle o no al paciente.

CAPITULO 4

¿A QUÉ LUGAR DEBE IR POR TRATAMIENTO?

Las personas con cáncer frecuentemente viajan a famosos centros médicos o de cáncer para tratamiento. Los grandes centros tienen muchos especialistas dentro de su personal, los últimos avances tecnológicos y terapia experimental. Si usted vive cerca de un centro como este, es sumamente afortunado. Si vive en una comunidad más chica y algo distante, igualmente necesita saber si el cuidado más complejo, brindado en un centro médico más grande o un hospital universidad, hará una diferencia en el tratamiento de su cáncer.

La mayoría de los pacientes con cánceres curables y esencialmente todos los niños son mejor tratados por los equipos de especialistas en cáncer que se encuentran en un gran centro médico. De cualquier forma, sea consciente de que los hospitales universidades y los grandes centros de cáncer no ofrecen milagros – todavía no hay una terapia efectiva para algunos cánceres avanzados. Sería una lástima dejar el soporte o apoyo amoroso de su familia y amigos y gastar dinero innecesariamente cuando en casos como esos el cuidado y apoyo que usted necesita pueden ser encontrado en su hogar.

Quizás la mejor manera de decidir dónde ir por tratamiento es preguntándole a sus especialistas en cáncer si usted puede o no recibir un buen cuidado en su propia comunidad. Si el viajar representa un problema, pregúntele a los especialistas si pueden recomendar un centro de tratamiento más cerca de casa.

Si usted finalmente decide que el buen cuidado está disponible en su propia comunidad; entonces permanezca más cerca de su hogar. Las ventajas de la cercanía a la familia y amigos, y el ahorro de tiempo y dinero, son obvias.

Tipos de Centros de Tratamiento del Cáncer

¿Qué debe usted hacer si en su comunidad no está disponible un buen tratamiento? La breve descripción de universidades hospitales, centros de manejo del cáncer y grandes clínicas médicas que a continuación le presentamos, pueden ayudarle a decidir cuál es mejor para usted.

Hospitales Universidades

Como los grandes centros médicos y de tratamiento del cáncer, la mayoría de los hospitales universidades tienen gran cantidad de especialistas bien entrenados en el tratamiento del cáncer. Una importante diferencia de las grandes clínicas, es que los doctores en los hospitales universidades entrenan estudiantes de medicina y doctores residentes que están en entrenamiento para convertirse en especialistas en cáncer. En un hospital universidad, y en nuestro caso podríamos hablar del *Instituto Oncológico Nacional*, estos residentes también estarán involucrados en su cuidado. Además, no siempre podrá ver a los mismos doctores en cada visita. Estas diferencias molestan a algunas personas, pero para otras no representa mayor problema, debido a la alta calidad de cuidado disponible.

Centros de Manejo del Cáncer

El Memorial Sloan-Kettering Institute en Búfalo, New York, el M.D. Anderson Hospital and Tumor Institute en Houston. , Texas y la University of Wisconsin Comprehensive Cancer Center en Madison, Wisconsin; son ejemplos bien conocidos de grandes centros de tratamiento del cáncer en Los Estados Unidos.

Los centros de tratamiento del cáncer ofrecen las mismas ventajas y posibles desventajas que los grandes Hospitales Universidades. Estos grandes centros tienen equipos de especialistas quienes tratan cada tipo de cáncer por lo cual están muy experimentados. El Instituto Nacional del Cáncer en Bethesda, Maryland, otro centro de manejo del cáncer, enfatiza fuertemente en la terapia experimental. No hay costo alguno para el tratamiento si usted es elegible para uno de sus estudios.

Grandes Centros Médicos

Algunas de las mejor conocidas clínicas médicas en los Estados Unidos son la Clínica Cleveland en Cleveland, Ohio; la Clínica Mayo en Rochester, Minnesota y la Clínica Lahey en Burlington, Massachusetts. Los especialistas en estos centros invierten la mayoría de su tiempo en el cuidado del paciente y la investigación clínica sin la distracción de investigaciones de enseñanza o laboratorio. En Panamá, contamos con el *Centro Oncológico Paitilla, CIRRO y el Centro de Tratamiento Novalis.*

Hospitales Comunitarios

Algunos de los hospitales más grandes en lugares de mediano tamaño también proveen facilidades de tratamiento de radiación. Muchos de estos centros ofrecen buena calidad de radioterapia. De cualquier forma, no será irracional para usted preguntar por ciertos detalles para estar más confiado, tales como qué tan moderno es el simulador y el acelerador lineal, o si el físico-médico y el radioterapeuta están disponibles tiempo completo. Más de la mitad de todos los pacientes de cáncer son curados. Para darse cuenta usted mismo de la gran probabilidad de ser uno de esos curados, debe asegurarse de que está recibiendo el mejor de los tratamientos posible.

CAPITULO 5

¿CÓMO ES TRATADO USUALMENTE EL CANCER?

Hay tres formas principales de tratamiento del cáncer:
- *Cirugía*
- *Terapia de Radiación o Radioterapia* (matar las células cancerosas tanto con radiación, como con rayos-x de alta energía)
- *Quimioterapia* (dando químicos o drogas que impiden la división de las células cancerosas para formar más células enfermas)

En los últimos años han surgido nuevas opciones de tratamiento como: *hipertermia, inmunoterapia, terapia dirigida, terapia hormonal, células madres y terapia de precisión.* Estas las veremos en el Capítulo 9.

Cada método de tratamiento tiene ventajas y desventajas. En un centro del cáncer moderno frecuentemente son usados en combinación. El o los métodos utilizados dependen del tipo de cáncer, dónde está ubicado en el cuerpo y qué tan lejos se ha dispersado. Cada método sólo puede curar un tipo de cáncer en particular; especialmente en sus etapas tempranas. También cada uno de estos métodos puede ser utilizado para disminuir el dolor y prolongar la vida útil cuando el cáncer del paciente es incurable por cualquier método. A esto se le llama *terapia paliativa*.

Cirugía

La cirugía para el cáncer fue utilizada mucho antes de que la radioterapia y quimioterapia fueran siquiera descubiertas. El propósito de utilizar cirugía para tratar el cáncer es asegurarse de que todas las células cancerosas son removidas. Es por eso que muchos cánceres son removidos en lo que es llamada una operación radical. Esto involucra la remoción de todo el tumor primario, cualquier tejido cercano que pueda contener extensiones microscópicas de células cancerosas, y tantos nodos linfáticos que drenan el área tumoral como sea posible.

A pesar de avances dramáticos en la radioterapia y quimioterapia durante las pasadas dos décadas, la cirugía aún cura más pacientes de cáncer que la radioterapia y quimioterapia combinadas. Esto es porque muchos cánceres son detectados en una etapa temprana y la cirugía sola con frecuencia produce una cura. Recientes avances en técnicas quirúrgicas, anestesia y cuidado postoperatorio también han hecho a la cirugía más segura y fácil de lo que suele ser. En adición a esto, algunos cirujanos se especializan en cirugía oncológica o del cáncer.

Si usted está considerando la cirugía para su cáncer, hágale a su médico las siguientes preguntas:

- ¿Está mi cáncer aún en una etapa que es preferible que sea curado con cirugía?
- ¿Es la cirugía el mejor tratamiento inicial?
- ¿Existen alternativas de tratamiento que sean tan efectivos como la cirugía?
- ¿Qué partes de mi cuerpo (músculos, nervios, etc.) podrían necesitar ser removidos junto con mi cáncer?
- ¿Hay otras formas de tratamiento recomendadas preferiblemente después de la cirugía?
- ¿Cuáles son las oportunidades de que vuelva a crecer el cáncer luego de la cirugía (si no es utilizado ningún tratamiento en conjunto con la cirugía)?
- ¿Cuáles son las probabilidades de que mi cáncer se riegue o disperse?
- ¿Qué efectos colaterales debo esperar de esta cirugía?
- ¿Con qué frecuencia el cirujano practica este tipo de cirugía y cuál es su promedio de éxito?

Si estas preguntas son respondidas para su satisfacción, entonces tendrá más confianza en su cirujano. Igualmente, si su cirujano practica cada año muchas operaciones del mismo tipo que se ha planificado para usted, puede tener más confianza en su habilidad.

Usted puede ser cuestionado para tomar parte en la decisión del tipo de cirugía que debe ser realizada. Si tiene un pequeño cáncer de mama, por ejemplo, su cirujano debe informarle que la remoción de parte de la mama, seguido de radioterapia es un tratamiento tan efectivo como la remoción de la mama completa.

Radioterapia

A diferencia de la cirugía, los rayos-x *(acelerador lineal)* y los rayos gama *(cobalto)* destruyen las células cancerosas de hecho sin removerlas. Las dos formas de tratamiento frecuentemente trabajan juntas. La cirugía remueve el volumen principal de células cancerosas, mientras que los rayos-x y los gama, matan extensiones microscópicas de cáncer que ni el cirujano pudo ver o cortar por su ubicación. En esta situación, el paciente cuenta con tres ventajas. Primero, este método combinado frecuentemente reduce la probabilidad de una recurrencia de cáncer. Segundo, puede permitirle al cirujano reservar más tejido normal. Tercero, puede permitirle al oncólogo de radiación utilizar dosis más bajas de rayos-x y rayos gama que usualmente son bien toleradas por la mayoría de los tejidos normales. Algunos ejemplos de cánceres que con frecuencia son tratados por este método combinado son cánceres que comienzan en la garganta, pulmón, mama, recto o útero.

Si es detectado temprano, los cánceres de ciertos órganos que son muy valiosos para nosotros, tales como las cuerdas vocales, son con frecuencia tratados solo con radiación. El paciente recibe tratamientos de rayos-x o gama a la caja de su voz (laringe) durante pocos minutos cada día (lunes a viernes) por aproximadamente 6 semanas. Usualmente, al concluir los tratamientos, el tumor ha desaparecido por completo. El paciente puede tener alguna inflamación de la piel sobre un área de dos pulgadas en la región de la manzana de Adán y algo de ronquera. Se le dirá que no debe utilizar su voz de forma excesiva durante varias semanas; el sonido de su voz usualmente vuelve a la normalidad después de uno o dos meses.

Otros cánceres, como los linfomas, son muy sensibles a la radiación. Los rayos-x y rayos gama, con frecuencia son una opción de terapia necesaria para tratar la enfermedad de Hodgkin, aunque grandes regiones del cuerpo necesiten ser tratadas.

Ciertos cánceres oculares aún pueden ser tratados con radiación. En este caso, son utilizados rayos-x de muy baja energía de una substancia radiactiva. Las fuentes radioactivas son implantadas en un disco plástico que tiene la misma curvatura que la bola del ojo del paciente. El disco es cocido sobre la superficie exterior del ojo mientras el paciente es anestesiado. Cuando el paciente despierta hay una incomodidad mínima. El disco permanece sobre el tumor del ojo por casi una semana, permitiéndole a la substancia radioactiva tratar el cáncer continuamente con rayos-x. Luego de completar la terapia, el disco es removido bajo anestesia local y el tumor usualmente retrocede muy lentamente durante el año siguiente.

La terapia con rayos-x y rayos gama es también utilizada para tratar el cáncer que se ha dispersado – especialmente si el paciente tiene dolor o sangrado de las metástasis. Con raras excepciones, los pacientes con cáncer metastásico no son precisamente curables. Desde que la cura no es posible en estas circunstancias, la radioterapia es utilizada únicamente para aliviar síntomas. De allí que los tratamientos tomen únicamente de dos a cuatro semanas y son diseñados para contrarrestar o eliminar el crecimiento del cáncer por varios meses o hasta un par de años. Recientes avances permiten tratar las metástasis con altas dosis de radiación, sin necesidad de afectar notablemente el tejido circundante, brindando así una mejor calidad de vida.

Una excepción a esto sería un paciente con un solo nódulo metastásico de cáncer, donde el cáncer original (primario) fue afortunadamente tratado meses o años antes. Hay una significativa probabilidad (30%) de que dicho paciente puede mantenerse libre de cáncer por varios años y quizás hasta curado si el nódulo de cáncer metastásico puede ser erradicado permanentemente. Los mismos pueden ser tratados por cinco o seis semanas con la esperanza de curar el cáncer, e incluso en una a cinco sesiones si se opta por la radiocirugía, de la cual hablaremos más adelante.

Hay dos buenas características acerca de la terapia de rayos-x y gama para la enfermedad metastásica. Primero, es usualmente efectivo (cerca de un 70% del tiempo) en aliviar la mayoría de los síntomas, especialmente el dolor. Segundo, usualmente es bien tolerado con pocos efectos colaterales, especialmente si el área a ser tratada es relativamente pequeña. (Ver capítulo 7 para detalles)

Infortunadamente, los rayos-x y los rayos gama únicamente afectan las células cancerosas que ellos atraviesan, así es que cualquiera de las células cancerosas en partes del cuerpo que no son irradiadas continúan creciendo. Si el tamaño de la fuente de rayos-x o cobalto fuera ampliado para cubrir el cuerpo entero, las dosis convencionales de rayos-x y gama causarían mucho daño a las células normales. Es por esto que la quimioterapia es el método de tratamiento preferido para el cáncer metastásico que está localizado en muchas partes del cuerpo.

Quimioterapia

La quimioterapia es el tratamiento del cáncer con químicos, medicinas diseñadas para matar células cancerosas o detener su distribución sin causar serios daños a las células saludables. Hay muchos tipos de drogas quimioterapéuticas. Ellas luchan contra el cáncer tanto previniendo la división de las células como previniendo que las células obtengan los nutrientes que necesitan para sobrevivir. La quimioterapia puede ser tomada de forma oral, intravenosa o inyectada en el cuerpo, tal como el pulmón o cavidades abdominales.

Los médicos han soñado por décadas en el desarrollo de drogas que pueden matar únicamente células cancerosas y mantener las células normales ilesas. Desafortunadamente, muchas de las drogas desarrolladas hasta ahora afectan las células normales temporalmente. Pueden causar efectos tales como pérdida del cabello, resequedad en la boca, náuseas, vómitos, diarrea y disminución de las cuentas de las células sanguíneas (defensas bajas).

Las drogas de la quimioterapia no son efectivas contra todo tipo de cáncer, y algunos cánceres eventualmente desarrollan una resistencia a estas drogas y crecen nuevamente. Cuando esto sucede, los oncólogos médicos usualmente cambian la prescripción a una droga diferente, contra la cual el cáncer no tendrá oportunidad de desarrollar resistencia alguna. Con frecuencia se dan varias drogas a la vez o en una secuencia precisa durante un ciclo de tratamiento de tres a cuatro semanas con el fin de matar tantas células cancerosas como sea posible. Estos tratamientos continúan tanto tiempo como el paciente pueda tolerarlos de una manera segura, o tanto tiempo como el cáncer parezca estar respondiendo a la terapia. Usualmente esto es menos de un año.

Algunas veces la quimioterapia es dada a pacientes quienes comúnmente no tienen algún cáncer detectable, pero que lo han tenido antes y tienen un alto riesgo de tenerlo nuevamente. Este tratamiento, llamado quimioterapia adyuvante, ha beneficiado a algunos pacientes que han tenido cáncer de mama, especialmente si el cáncer se dispersa hacia los nodos linfáticos debajo del brazo.

La quimioterapia y radioterapia usualmente no son dadas al mismo tiempo. De cualquier forma, para ciertos cánceres de garganta, esófago, o canal anal, los médicos pueden recomendar que algunas de las quimioterapias sean dadas en los mismos días que ciertos tratamientos de radiación. Esto puede incrementar las probabilidades y la severidad de los efectos colaterales, pero la ventaja puede pesar más que la incomodidad: los cánceres algunas veces desaparecen por completo después de esta terapia combinada que no es necesaria la cirugía.

Algunos cánceres de mama requieren hormonas femeninas para crecer y algunos cánceres de próstata requieren hormonas del sexo masculino para crecer. En estas situaciones el médico privará al tumor de las hormonas que él necesita. Esto puede ser hecho mediante la remoción de los ovarios o testículos. Otro método es utilizar una droga que ata a los receptores de hormonas en las células tumorales, bloqueando el acceso del tumor a las hormonas presentes en el cuerpo. Esto puede causar que el tumor deje de crecer hasta desaparecer. El aspecto favorable de esta hormonoterapia es que generalmente es bien tolerada por la mayoría de los pacientes y el tumor dejará de crecer por muchos meses y hasta años.

Hasta ahora le he dado una introducción a las tres formas más importantes del tratamiento del cáncer: cirugía, radioterapia y quimioterapia. Usted encontrará mayores detalles en Radioterapia en los capítulos 6, 7 y 8. Nuevas formas en el tratamiento del cáncer son descritas en el capítulo 9.

CAPÍTULO 6

RADIOTERAPIA PARA TRATAMIENTO DEL CÁNCER

El Papel del Oncólogo de Radiación

Hay un concepto erróneo entre el público en general de que la radioterapia simplemente involucra dirigir rayos-x o rayos gamma al cáncer del paciente. La verdad es que la radiación moderna es utilizada por un especialista del cáncer con tres o más años de entrenamiento especializado en adición a su entrenamiento como doctor(a) en medicina. Este entrenamiento incluye: (1) cómo se dispersa cada tipo de cáncer, (2) los efectos de los rayos-x en tejidos normales y cancerosos, y (3) la física de radioterapia. Con ese conocimiento a mano, el oncólogo de radiación es un compañero importante con el físico asignado. Los dos médicos pueden decidir cuáles exámenes realizar para determinar si o qué tan lejos se ha dispersado el cáncer. Estos exámenes pueden incluir un centelleo óseo, exploración de resonancia magnética (MRI) –todos los exámenes especiales que muestren la ubicación de órganos y tejidos dentro del cuerpo. Las exploraciones ayudan a los médicos a observar si el cáncer invade los huesos, tejidos blandos, u otras regiones de su cuerpo.

Una vez que el cáncer es identificado y clasificado, usted y su oncólogo de radiación querrán discutir los resultados de estos exámenes y fijarse metas acordes con la realidad. Pídale a su médico un resumen de lo que se conoce acerca de su cáncer, y cualquier información adicional que pueda ser necesitada antes de iniciar los tratamientos.

Es una buena idea traer a un miembro de la familia o un amigo cercano con usted a esta cita para que le ayude con cualquiera de las decisiones que necesitará tomar. Frecuentemente hay mucho que recordar y su acompañante puede ser una gran asistencia ayudándole a escudriñar a través del material menos importante y concentrarse en los temas de mayor importancia.

Usualmente, el oncólogo de radiación trazará un plan de tratamiento tentativo. Este plan incluye el área o volumen a ser tratado, la posible confección de soportes especiales que le ayudarán a mantenerse acostado durante cada tratamiento, el número de tratamientos y su frecuencia. El o ella le explicará los posibles efectos colaterales y todas los logros de la terapia tales como alivio del dolor o posible cura. A usted se le debe plantear un terreno estimado de la probabilidad de cada efecto colateral y la probabilidad de curar su cáncer.

A este punto usted debería discutir el plan de su médico. Haga cualquier pregunta que pueda ayudarle a decidir si va a continuar o no con el plan de tratamiento.

Algunas preguntas que podría hacer incluyen:

- ¿Cuál es la probabilidad de que la radiación hará que este cáncer desaparezca permanentemente?
- ¿Cuáles son las oportunidades de que estos tratamientos de radiación eliminen el cáncer y haga que el dolor (u otros síntomas) desaparezcan?
- ¿Qué efectos colaterales debo esperar de los tratamientos con rayos-x y rayos gama? ¿Cuáles son algunos de los efectos colaterales más probables?
- ¿Cómo seré posicionado(a) durante el tratamiento? ¿En qué parte de mi cuerpo penetrarán los rayos?
- ¿Podrían estos tratamientos con rayos-x o gama causar otro cáncer más adelante?
- ¿Tendrán los tratamientos un efecto en otra parte de mi cuerpo?
- ¿Qué tipo de terapias alternativas están disponibles?

Para cuando usted haya leído este libro puede que sienta que ya conoce algunas de las respuestas, pero de todas formas pregúntele a su oncólogo de radiación. El escuchar sus respuestas puede hacer que se sienta seguro y la discusión los ayudará a ambos a establecer una relación.

Algunas veces su decisión será fácil, especialmente si los riesgos son pequeños y los beneficios potenciales son grandiosos. Pero la decisión no siempre es simple y usted puede querer irse a casa y pensarlo durante un par de semanas.

Cuando usted y su oncólogo de radiación llegan a un acuerdo en cuanto a un plan de terapia, probablemente se le pedirá firmar un formulario de consentimiento. Léalo y fírmelo si lo entiende y está de acuerdo con los estatutos. Ello no lo obligará a un número específico de tratamientos. Su firma en el formulario de consentimiento indica que usted entiende los riesgos potenciales y los beneficios del tratamiento y que está de acuerdo con el plan tal cual fue trazado.

Planeando su Tratamiento

Los objetivos de la Radioterapia son concentrar la radiación en el tumor y minimizar la radiación hacia los tejidos normales cercanos. El logro de esta meta requiere el uso de equipo especial como simuladores de tratamiento (unidades de diagnóstico de rayos-x especialmente diseñados) y computadoras. La planeación de su radioterapia requiere los servicios de personal especialmente entrenados – dosimetristas y físicos-médicos.

Después de que usted ha firmado el formulario de consentimiento, su médico le pedirá que se entreviste con la(el) secretaria(o) de citas. Él o ella le dirá cuándo están disponibles las próximas citas para una simulación virtual con tomografía (CAT) o para una simulación convencional en un simulador. Usualmente esto toma un par de días. Estos procedimientos y todos sus tratamientos generalmente se realizarán en el Departamento de Radioterapia, usualmente en el sótano de un hospital. Usted puede ser tratado como ambulatorio (viniendo al hospital para el tratamiento para luego retirarse cuando haya completado el procedimiento), al menos que su condición médica requiera que usted esté hospitalizado.

Una simulación virtual y una simulación convencional podrían requerir de 20 minutos a una o dos horas, respectivamente, dependiendo de su caso específico. El éxito de sus tratamientos depende de qué tan precisa sea su simulación. Usted puede ayudar manteniéndose acostado con el menor movimiento posible durante su exploración o simulación. Algunos pacientes encuentran esta parte como la más difícil de la terapia porque mantenerse acostado e inmóvil puede ser muy incómodo si usted tiene dolor. Si esto es un problema para usted, dígaselo a su oncólogo de radiación para que él o ella pueda prescribir suficiente medicamento para el dolor para que usted esté razonablemente cómodo durante estos procedimientos de planeación tan importantes.

En el CAT. Antes de realizar la tomografía o simulación virtual, su tecnólogo puede pegarle o adherirle al cuerpo finos tubos o balines. Estas marcas radiopacas estarán ubicadas precisamente sobre el área de su 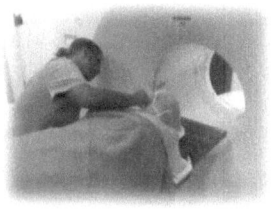 cuerpo que el médico ha indicado con su afección y se mostrarán en las imágenes señalando las regiones que necesitan ser tratadas.

En esta etapa usted primero conocerá a uno de sus tecnólogos de radiación, también (llamados *"Terapistas de Radiación, Radioterapistas o Técnicos de Radioterapia"*). El tecnólogo está entrenado para administrarle la dosis de radiación prescrita por el médico. El tecnólogo es también responsable de ayudarle a lograr una posición cómoda que será la mejor para permitir que los rayos-x / gama atraviesen la parte de su cuerpo que está siendo tratada. Él o ella le suministrará accesorios especiales o soportes de foam para que usted pueda mantenerse en la misma posición en cada tratamiento. Usted también puede conocer a su físico-médico. Un físico médico hace los señalamientos en los aspectos físicos y dosimétricos del plan de tratamiento.

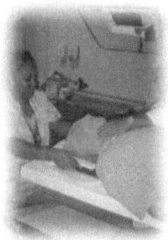

Bajo el simulador. El simulador convencional es una máquina algo parecida a un acelerador lineal. Está diseñado para simular, con una fuente de luz, la fuente de radiación suministrada por el acelerador lineal o la máquina de cobalto y está provisto de un tubo de rayos x para la adquisición de imágenes.

Siendo Simulado

Algunos pacientes se confunden con la noción de ser simulado. Igual que un simulador de vuelo le permite a un piloto estudiante experimentar la mayoría de los aspectos de un vuelo sin dejar la tierra, el simulador de radioterapia ayuda al técnico y al oncólogo de radiación a diseñar su tratamiento antes de que se le dé alguna terapia. El simulador le permite al tecnólogo y al oncólogo de radiación ver claramente qué parte de usted será tratado tomándole placas de rayos-x convencional antes de que inicien los tratamientos. Ellos pueden ver la parte de su cuerpo con el cáncer, además de una delineación del área de tratamiento que ha sido planeada (llamada el *campo de tratamiento*) en un instrumento especial de rayos-x llamado *fluoroscopio*. Mientras permanecen en un área blindada, pueden ajustar la posición de la mesa de tratamiento sobre la cual usted estará acostado y seleccionar el ángulo de la máquina de rayos-x / gama y el tamaño de la luz necesaria para cubrir todo su cáncer. Una placa de rayos-x es tomada como un archivo permanente del campo de tratamiento. Después de que la película de rayos-x ha sido entregada, su médico la evaluará para confirmar que el campo de tratamiento está exactamente de la forma que él o ella desea que esté.

Durante la planeación y simulación del tratamiento, el oncólogo de radiación o el tecnólogo colocará marcas en su piel para ayudar en el posicionamiento de su cuerpo y la dirección precisa de la fuente de rayos-x / gama para cada tratamiento. Con frecuencia los tecnólogos utilizan marcadores para este propósito. Para su aseo personal, lave las áreas de su cuerpo que están siendo irradiadas con sumo cuidado, sin permitir que el agua corra por las marcas y sin restregarse; para esto utilice un paño suave y un jabón suave como Dove o Ivory. Ocasionalmente su tecnólogo añadirá más marcador a sus marcas para prevenir que desaparezcan durante el período de tratamiento. Si algunas marcas serán visibles, especialmente en su cuello o en la cara, pídale al médico y al tecnólogo que sean mínimas; también puede ser confeccionada una máscara sobre la cual se pintarán los campos y que le ayudará igualmente a mantenerse inmóvil durante su tratamiento. La mayoría de las veces puede ser tatuado en la piel un pequeño punto negro como una marca permanente.

Su médico puede dibujar líneas con un lápiz de cera en las placas, cuando se realiza una simulación convencional y así los bloques especiales pueden ser diseñados para proteger de la radiación partes sensitivas de su cuerpo. Estas áreas protegidas podrían incluir el cordón espinal, pulmones, corazón o riñones.

Los tecnólogos usan una luz visible para proyectar el centro y los bordes del área que será tratada en su piel. Ellos marcan estas líneas importantes con los marcadores antes descritos. Si los rayos serán dirigidos al tumor desde varios ángulos diferentes, será necesario repetir la simulación de cada uno de esos diferentes ángulos. Todo el procedimiento tomará entre 20 minutos y una hora.

En el caso de la simulación virtual, solamente es necesario establecer los puntos de referencia con las marcas radiopacas, realizar la tomografía y finalmente establecer las marcas con tatuajes en los puntos de referencia. Un CAT de simulación podría requerir desde 15 hasta 45 minutos, dependiendo de la complejidad de su inmovilización y accesorios que requiera para su posicionamiento durante sus futuros tratamientos. El éxito de sus tratamientos depende de qué tan preciso sea el CAT de simulación y su RM o Angiografía, de ser necesarias. Usted puede ayudar manteniéndose acostado con el menor movimiento posible durante su exploración.

Su Primer Tratamiento

Usualmente, sus tratamientos no iniciarán hasta dentro de uno o dos días después de la simulación, que es lo que demora en que sus bloques sean confeccionados. En el día de su primer tratamiento lleve ropa cómoda que sea fácil de deslizar y poner. Si sus oídos o cuello van a ser irradiados, no lleve aretes o collares.

Asegúrese de llegar a tiempo. Usted no querrá mantener a otros esperando debido a su atraso. En un centro de radiación grande puede haber 100 o más pacientes tratándose diariamente y usted querrá que el personal sepa dónde encontrarlo. Regístrese en la unidad de tratamiento dejando su carnet de identificación de la institución.

Ocasionalmente, usted puede que se mantenga en espera porque la máquina de rayos-x de alta energía (acelerador lineal) o la de cobalto a la que usted ha sido asignado, no está funcionando ese día. Algunas veces el ingeniero del departamento puede arreglarla inmediatamente, pero puede ser necesario cambiarlo a otro acelerador lineal o máquina de cobalto (si lo hubiere) e incluir su tratamiento junto con los pacientes que ya están asignados en el horario de esa máquina. Esto puede ser frustrante, pero afortunadamente no sucede con mucha frecuencia. Los aceleradores lineales son inspeccionados regularmente y son mantenidos en óptimas condiciones de operación.

En el Cuarto de Tratamiento

Los tratamientos de radiación usualmente son dados una vez al día, de lunes a viernes. Únicamente para cánceres de rápido crecimiento, su oncólogo de radiación recomendará dos tratamientos al día o tratamientos en fin de semana.

El tratamiento con rayos-x / gama, en sí solo toma un par de minutos. Se le pedirá que se acueste en la mesa de tratamiento. Un tecnólogo de radioterapia altamente entrenado lo ayudará a obtener una posición cómoda, la cual se le pedirá que mantenga durante el tratamiento. Si el personal ve que usted necesita apoyo para su cabeza, brazos o rodillas, entonces se lo proporcionarán. La parte de su cuerpo mediante la cual pasarán los rayos tendrá que ser expuesta par que el tecnólogo pueda estar seguro de que usted y el equipo de tratamiento están alineados correctamente. Si usted siente que está descubierto innecesariamente, pídale a su tecnólogo que cubra parte de usted con una pequeña toalla o manta.

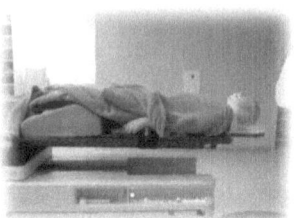

En el acelerador lineal / máquina de cobalto. Las luces son alineadas con las marcas que fueron hechas sobre su piel durante la simulación o planeación

La mesa de tratamiento se levantará lentamente y se acercará al acelerador lineal / máquina de cobalto. No se asuste, usted no se caerá de la mesa, y la máquina no lo tocará. Los tecnólogos oscurecerán el cuarto un poco y usarán luces rojas llamadas *láseres*, para asegurarse de que usted y la mesa de tratamiento están exactamente en la posición correcta. Si los rayos-x / gama son prescritos desde un ángulo distinto que no sea por encima de usted, verá el gran brazo llamado *gantry* moverse alrededor de usted. También notará, dependiendo de la tecnología con la cual esté siendo tratado, en la parte del equipo que está más cercana a usted, una bandeja clara y plástica con los bloques de plomo adheridos a ella. Los bloques han sido especialmente diseñados para proteger las partes de su cuerpo que no necesitan ser tratadas.

Durante su primer tratamiento un dosimetrista puede entrar a calcular la cantidad de tiempo necesario para administrar la dosis de radiación prescrita y probablemente sugerir pequeñas modificaciones al plan de tratamiento. Asimismo un físico-médico también puede observar el tratamiento, solo para estar seguro de que el tratamiento está siendo realizado con precisión. Su oncólogo de radiación puede visitarlo también. Podría llegar a sentir que usted es el centro de atención y desear que el tratamiento iniciara más rápido. Trate de ser paciente y recuerde que si el primer tratamiento es dado exactamente como debería ser, los tratamientos subsiguientes igualmente deberán ser dados correctamente.

Una vez que todo concuerda con la satisfacción de los especialistas, todos dejarán el cuarto. Puede que el equipo haga un pequeño ruido ocasionalmente, pero trate de ignorarlo y respire despacio manteniéndose tan quieto e inmóvil como pueda.

En el primer día de su tratamiento y quizás semanalmente después de allí, los tecnólogos podrían tomar placas de verificación para asegurarse de que han reproducido el tratamiento con las disposiciones exactas. Esto podría añadir unos 15 a 30 minutos a su tiempo en el cuarto de tratamiento. De cualquier forma, el tiempo que la máquina va a estar tratándolo cada día es únicamente de dos a tres minutos.

Luego de que su tratamiento ha sido suministrado, los tecnólogos regresarán al cuarto y bajarán la mesa de tratamiento. Puede que le pidan que espere un momento mientras añaden algo de pintura a las marcas en su piel. Entonces le ayudarán a levantarse y a vestirse. Dentro de todas las probabilidades, usted no sentirá diferencia alguna a como se sintió antes del tratamiento, pero los efectos colaterales tanto como los buenos resultados del tratamiento pueden ser evidentes luego de un par de semanas. (Los efectos colaterales serán discutidos en el Cap. 7)

Hoy día, los oncólogos de radiación con frecuencia prescriben dosis de rayos-x / gama más altas que las prescritas hace 20 años, con mejor éxito en la eliminación del cáncer. Los pacientes generalmente se encuentran con menos efectos colaterales que hace 20 años, en gran parte como un resultado de la disponibilidad de mejores máquinas de tratamiento y mayor precisión en la planeación de los mismos.

Con frecuencia los pacientes desean completar sus terapias tan rápido como sea posible, y ocasionalmente preguntan por qué toma tantos días o semanas completar el tratamiento de radioterapia. La duración depende más que nada de los logros de la terapia. Los tratamientos pueden variar de un simple tratamiento para impedir el crecimiento del tejido normal cercano a una cicatriz, por ejemplo, a tres semanas o más en un intento por curar a un paciente con la enfermedad de Hodgkin. Estos son casos extremos.

La radioterapia para reducir el dolor en un paciente con cáncer que ha invadido los huesos, frecuentemente es administrada en un período de dos a tres semanas. La radioterapia dada luego de una cirugía de cáncer para eliminar las pocas células cancerosas que podrían haber estado ocultas, frecuentemente requiere cinco o seis semanas. Durante el tratamiento, la mayoría de los pacientes continúan con su trabajo y conducen hacia el hospital cada día para acudir a sus tratamientos.

Terapia con Fuente de Electrones

Durante la última o dos últimas semanas de terapia, su oncólogo de radiación puede prescribir un cambio en sus tratamientos de rayos-x / gama a electrones. Algunas veces esto es parte del plan general para eliminar el volumen de tejido que está siendo irradiado y destruir cualquier residuo de células cancerosas enfocándose en la región de mayor importancia. En contraste a los rayos-x, los electrones pueden ser hechos para viajar a cortas distancias dentro de su cuerpo (una a tres pulgadas, por ejemplo), y luego detenerse abruptamente. Esto puede ser muy útil para el tratamiento de ciertas partes superficiales del cuerpo que reposan sobre estructuras sensibles más profundas (tales como el pulmón o el cordón espinal) que deben ser protegidas.

La planeación del tratamiento para electrones es relativamente simple, y puede no requerir una simulación propiamente dicha. Si su oncólogo de radiación simplemente delinea el campo de electrón ligeramente con una marcador, un dosimetrista o un físico-médico puede hacer un campo especial que se ajuste en cuestión de minutos. El mismo encaja en el acelerador lineal con un dispositivo especial llamado *cono*, mostrado en la foto anterior. El cono estará muy cerca de usted, pero sus tecnólogos serán cuidadosos en no permitir que haga una fuerte presión contra usted.

Una vez cumplido su período de tratamiento, usted será informado por su médico de la frecuencia con la que deberá asistir a sus citas de seguimiento. Esto dependerá de los logros de su 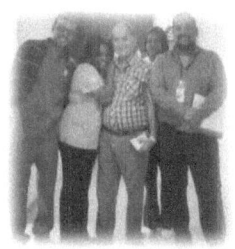 terapia y los riesgos de una recurrencia o efectos colaterales. Generalmente, la mayoría de los pacientes son examinados en citas de control un mes después de culminada la terapia y de tres a seis meses después de eso, por cinco a diez años.

CAPITULO 7

¿CUALES SON LOS EFECTOS COLATERALES DE LA RADIOTERAPIA?

Resulta muy natural para usted el estar preocupado por los posibles efectos colaterales de los tratamientos con rayos-x / gama. Los efectos colaterales que puede experimentar, si los hay, dependen en gran parte de su caso en particular. ¿Qué porción de su cuerpo y qué tanto de ella será irradiada? ¿Cuál es la dosis de rayos-x / gama utilizada? ¿Cuántos tratamientos fueron prescritos y en qué período de tiempo?

Efectos Colaterales Durante el Tratamiento

En la relativamente rara situación en donde una gran dosis de radiación es dada al cuerpo entero para suprimir el sistema inmunológico antes de un transplante de médula ósea, el paciente puede experimentar náuseas en cuestión de minutos y diarrea horas después del tratamiento. En contraste, las dosis mucho más bajas de irradiación de todo el cuerpo utilizadas para controlar ciertos linfomas no producen náuseas ni diarrea en lo absoluto.

De cualquier forma, usualmente los rayos-x / gama son prescritos únicamente para una pequeña parte de su cuerpo donde está localizado el cáncer. Si las marcas en su piel señalan un área que usted piensa que es más grande que su cáncer, recuerde que muchos cánceres pueden dispersarse a través de finos canales linfáticos a nodos linfáticos cercanos. Su oncólogo de radiación puede pensar que es apropiado tratar esos canales o nodos como una precaución extra. En cualquiera de los casos, los efectos colaterales tempranos usualmente tomarán de dos a tres semanas para desarrollarse y se relacionarán a la parte de su cuerpo que está siendo tratada.

Una excepción a esto es la fatiga (cansancio) que puede desarrollarse desde la primera semana de tratamiento y parece estar más relacionada a la cantidad que a la ubicación del tejido irradiado. La misma persistirá hasta que hayan culminado los tratamientos, de tal forma que planee descansar más durante su curso de tratamientos.

Otro efecto colateral esperado es el enrojecimiento de la piel en el área tratada. Usted también puede experimentar una leve hinchazón y/o sensibilidad en los suaves tejidos justo debajo de la piel. Esto puede ocurrir después de tres o cuatro semanas de tratamiento. Las membranas mucosas más profundas, tales como aquellas en el forro de la boca, garganta, esófago estómago o intestinos podrían irritarse rápidamente en una semana, si están siendo también irradiadas. Usted deberá sentir una bola en el esófago al tragar, o tener diarrea si están siendo irradiados los intestinos. Si su boca, garganta, o esófago están siendo irradiado, usted puede reducir la severidad de estos efectos evitando los alimentos que contienen ácidos. Si sus intestinos están siendo irradiados, evite cereales de alto residuo o vegetales que producen gas, tales como el col. Hágale saber a su oncólogo de radiación cualquier reacción que esté experimentando para que él o ella pueda hacer ajustes a su plan de tratamiento si es necesario.

La pérdida del cabello y las náuseas, dos posibles reacciones de la radiación, no son tan comunes como parecen pensar la mayoría de la gente. La pérdida del cabello ocurre a las tres o cuatro semanas, pero únicamente si la radiación es dada al cerebro, o la parte trasera más alta del cuello. Desafortunadamente, las náuseas no son tan fáciles de predecir porque varía mucho de una persona a otra. Los médicos generalmente creen que la irradiación de una longitud considerable del cordón espinal causa más náuseas que la irradiación de una región más pequeña. Hay un rango enorme de sensibilidad en esta consideración. Algunos individuos son muy tolerantes al rayos-x / gama, mientras que otros desarrollan náuseas después de la irradiación al cordón espinal ya sea pequeña o no.

Efectos Colaterales Post-Tratamientos (Tardíos)

Los efectos o reacciones primarias usualmente persistirán únicamente una o dos semanas después de que haya culminado el curso de tratamiento y entonces subside gradualmente. Algunas de las células que se encuentran en función dentro del área irradiada serán gradualmente remplazadas por un tejido de cicatriz difuso. Esto lleva a los efectos de radiación relativamente permanentes en el área tratada. Por ejemplo, las glándulas sudoríferas en el área tratada, especialmente en el armpit, no se secarán hasta después de uno o dos meses. Si usted pierde cabello de un área tratada puede que cuando vuelva a crecer no sea tan grueso como era antes de la terapia.

Para minimizar los daños a órganos sensibles y vitales, tales como pulmón o hígado, los oncólogos de radiación mantienen las áreas irradiadas tan pequeñas como sean posibles. Los daños a las partes irradiadas de estos órganos pueden ser detectados por medio de rayos-x o exploraciones especiales tomadas meses más tarde. Para algunos cánceres, la irradiación de la garganta puede incluir sus glándulas salivares, las cuales probablemente conllevan a reducir el flujo de saliva y a una boca relativamente seca.

Algunos pacientes preguntan por qué el curso de tratamientos de radiación no puede ser recortado para su conveniencia. "En lugar de seis semanas," ellos preguntan, "¿por qué no puedo recibir la radiación que necesito en tres semanas?" La respuesta es que si los tratamientos de rayos-x / gama son dados en un tiempo más corto, cada día debieran ser dadas dosis más grandes y las posibilidades de efectos colaterales aumentarían.

En general, los pacientes tratados con la esperanza de una cura tienden más a experimentar efectos de radiación tanto tempranos, como tardíos. Dosis más altas son utilizadas y los tejidos normales cercanos al tumor son tratados a la misma dosis alta que el tumor. La mayoría de los pacientes están dispuestos a aceptar los más grandes efectos colaterales para así aumentar las probabilidades de tener su cáncer curado.

Cáncer inducido por radiación

Hay un efecto de la radiación que afortunadamente es muy raro: un nuevo cáncer muchos años después. Las células normales irradiadas durante el tratamiento pueden ser alteradas y transformadas a células cancerosas. El cambio de una célula normal a una célula cancerosa puede tardar muchos años. Los sobrevivientes de la bomba atómica que recibieron altos niveles de radiación tuvieron un incremento en el cáncer muchos años después. Esto fue cierto especialmente para los niños. De los 100,000 sobrevivientes a la bomba hubo un exceso de cerca de 340 muertes por cáncer en los siguientes 40 años.

Con los avances en cirugía y quimioterapia para el tratamiento de cánceres en la infancia, la radioterapia para niños hoy día es utilizada con menos frecuencia que hace 10 y 20 años atrás. Cuando los tratamientos de rayos-x / gama son dados a niños, la dosis y el área tratada son mantenidas a un mínimo. Los riesgos de tratamientos con rayos-x / gama son cuidadosamente sopesados contra los beneficios potenciales. Desde el tiempo intervalo entre el tratamiento, hasta la aparición de cánceres inducidos por la radiación, puede pasar entre 5 a por arriba de 20 años, esta rara pero muy seria complicación es mayormente considerada en niños que en pacientes mayores con cáncer. De cualquier forma, tiene que ser balanceado contra el conocimiento de que acortando demasiado la dosis o el tamaño de campo en los niños se reducirán las oportunidades de curar el cáncer.

CAPITULO 8

TIPOS ESPECIALES DE RADIOTERAPIA

Braquiterapia

Hay dos formas diferentes de administrar radiación para matar el cáncer. Hasta ahora hemos considerado la forma más comúnmente utilizada llamada *teleterapia* (en Griego, *tele* significa a distancia). Durante la teleterapia los rayos-x / gama son hechos en una máquina que está cerca de tres pies lejos del tumor. La dosis dada al volumen tumoral y los tejidos alrededor de él es relativamente uniforme.

La otra forma a tratar el cáncer con radiación es llamada *braquiterapia* (en Griego, *braqui* significa corto). Con esta técnica las fuentes de radiación son ubicadas muy cerca del tumor, algunas veces en contacto directo con el tumor, por un par de días, en el caso de la braquiterapia de baja tasa de dosis, y unas horas en el caso de braquiterapia de alta tasa de dosis. Estas fuentes emiten radiaciones continuamente.

Poco después de haber sido descubierto el Radio, a inicios de este siglo, fue ubicado en la cavidad vaginal de las pacientes con cáncer cervico uterino con considerable éxito. Más tarde, las agujas de radio fueron manufacturadas. Estas pudieron ser implantadas en cánceres en la boca y muchos otros lugares.

La radiación administrada de esta manera está confinada mayormente al mismo cáncer. La braquiterapia es una buena forma para incrementar la dosis de radiación al cáncer sin causar daño excesivo al tejido normal a su alrededor. Hasta hace poco las ventajas de este método de tratamiento no fueron ampliamente apreciadas para otros cánceres que no fueran los de útero. Esto es porque las técnicas de braquiterapia moderna y fuentes radiactivas más seguras, las cuales protegen al oncólogo de radiación, al físico, y a otro personal médico de la sobreexposición a la radiación están siendo desarrolladas constantemente. En adición a esto, la planeación de tratamiento computarizada ha cambiado la ubicación de las fuentes radiactivas y el cálculo de la dosis de radiación en braquiterapia de un arte a una ciencia reproducible. En resumen, ahora hay un resurgimiento de interés en el uso de la braquiterapia para el tratamiento de muchos cánceres incluyendo hasta cánceres en el cerebro.

La braquiterapia es más útil para tumores pequeños, superficiales o visualmente accesibles. También puede ser utilizada en una cavidad natural del cuerpo, tal como los bronquios, esófago y la vagina con un afortunado incremento de una cura permanente.

La braquiterapia no es una buena opción para todo paciente con cáncer. Primero, puede ser necesaria una anestesia general para la colocación de la fuente radioactiva en el cáncer. Segundo, algunos cánceres están tan cerca de estructuras vitales, tales como grandes vasos celulares, nervios o tejido pulmonar que implantar la fuente radiactiva es un riesgo muy grande.

Terapia Estereotáxica

Los físicos médicos con entrenamiento especial en física de radioterapia, han incrementado grandemente la calidad y precisión del tratamiento del cáncer. Un nuevo avance en el cual es especialmente evidente es la terapia estereotáxica de cráneo. La terapia estereotáxica es un tipo de teleterapia muy especializada que requiere el uso de un sistema de imágenes digitales para la planificación por computadoras por la complejidad de la planeación del tratamiento.

En la terapia estereotáxica la cabeza es rígidamente asegurada a la mesa de tratamiento para que no ocurra ningún movimiento. Luego, el brazo del acelerador lineal se mueve continuamente alrededor de la cabeza dirigiendo una reducida fuente de radiación bastante precisa al centro del tumor.

Este avance es más apropiado para cánceres que son relativamente pequeños (menores de una pulgada de diámetro) y a profundidad dentro del cráneo. Tales tumores son difíciles de tratar con braquiterapia porque la colocación quirúrgica de catéteres dentro de la estructura craneal sería muy peligrosa. El tratamiento de dichos tumores con teleterapia convencional causaría mucho daño al tejido cerebral normal.

Radioterapia Intraoperatoria

Aún hay otra forma especial en la cual puede ser utilizada la teleterapia para alcanzar una de las metas de la braquiterapia; la misma es limitar la radiación casi exclusivamente al cáncer.

Para la terapia intraoperatoria, el paciente de cáncer es llevado al salón de operaciones, donde le es dada una anestesia. Luego, se le hace una incisión para exponer el cáncer. Los órganos que son muy sensibles a la radiación, tales como el hígado, pulmones o intestino delgado, son cuidadosamente apartados con toallas tibias y estériles. Luego, un tubo es adherido al acelerador lineal, cuidadosamente dirigido al cáncer, y el cáncer residual es irradiado en una sola dosis relativamente larga. Posteriormente, la incisión es cocida y el paciente es llevado a la sala de recobro.

Los cánceres que pueden ser apropiados para irradiación intraoperatoria son aquellos que están en el abdomen o tórax, especialmente si están creciendo dentro de estructuras vitales que no pueden ser removidas quirúrgicamente.

Este tipo de terapia usualmente es combinada con teleterapia externa convencional ya sea antes o después de la operación, así el paciente puede recibir las ventajas de ambos avances.

CAPITULO 9

OTROS TIPOS DE TERAPIA

Tanto la hipertermia como la inmunoterapia pueden matar las células cancerosas por si solas, pero usualmente trabajan mejor cuando son combinadas con rayos-x y/o quimioterapia. En estos tiempos, solo son prescritas para ciertos tipos de cáncer, pero en el futuro podrán ser utilizadas con más frecuencia.

Hipertermia

Hipertermia significa aumentar la temperatura del tumor. La idea básica es calentar el cáncer a 10 u 11 grados Fahrenheit por encima de la temperatura normal del cuerpo mientras se mantiene el calentamiento de las células normales a un mínimo. Usualmente esto solo es hecho antes o justo después de que es dada la radiación. Si todo el tumor puede ser calentado a esta temperatura por una hora, los rayos-x matarán cerca del doble de las células cancerosas en un tumor calentado que en uno no calentado. Al destruir las células cancerosas y dañar las proteínas y estructuras dentro de las células, la hipertermia puede reducir los tumores.

Se han llevado a cabo un sin número de estudios clínicos para estudiar la hipertermia en combinación con radioterapia o quimioterapia, los cuales se han enfocado en el tratamiento de varios tipos de cáncer, entre ellos el sarcoma, el melanoma y los cánceres de cabeza y cuello, cerebro, pulmón, esófago, mama, vejiga, recto, hígado, apéndice, cuello uterino y mesotelioma. Muchos de estos estudios, aunque no todos, han indicado una reducción significativa del tamaño del tumor cuando se combina la hipertermia con otros tratamientos; mas no todos estos estudios han demostrado un aumento de la supervivencia en pacientes que recibieron los tratamientos combinados.

Un cáncer superficial puede ser calentado colocando un generador de microondas o ultrasonido directamente sobre él. Este tratamiento, llamado *"hipertermia local",* puede ser utilizado para un cáncer de mama que ha recurrido a la pared torácica luego de la mastectomía. La hipertermia local puede ser: externa, ntraluminal o endocavitaria e intersticial.

Existe igualmente la *"hipertermia regional"*, mediante la cual se pueden aplicar varios métodos para calentar o elevar la temperatura de grandes áreas de tejido, tales como una cavidad del cuerpo, un órgano o una extremidad. La hipertermia regional puede ser de tres formas: enfoques de tejido profundo, técnicas de perfusión regional, perfusión peritoneal hipertérmica continua (CHPP).

Finalmente, la *"hipertermia de cuerpo entero"* para tratar cánceres metastásicos que se han diseminado por el cuerpo. Esto se puede lograr mediante varias técnicas que elevan la temperatura del cuerpo a 107–108°F (41,6–42,2°C) como, por ejemplo, el uso de cámaras térmicas (similares a grandes incubadoras) o mantas de agua caliente.

Cada método de tratamiento tiene ventajas y desventajas. Debido a las altas temperaturas utilizadas, puede darse en los pacientes quemaduras, ampollas, molestias o dolor, dependiendo del área y técnica utilizada. Las técnicas de perfusión pueden causar inflamación de tejidos, coágulos de sangre, sangrado y otras lesiones a los tejidos normales en el área tratada; sin embargo, la mayoría de los efectos secundarios son temporales.

La hipertermia de cuerpo entero puede causar efectos secundarios más graves, como enfermedades cardíacas y vasculares, pero este tipo de efectos son poco frecuentes. Una vez que un paciente es tratado con hipertermia de cuerpo entero, es frecuente observar diarrea, náuseas y vómitos.

Aún se realizan estudios clínicos con el fin de evaluar la eficacia de este método. Unos son enfocados en lainvestigación de la hipertermia en combinación con otros tipos de tratamiento para diferentes tipos de cáncer y otros estudios se enfocan en mejorar las técnicas de hipertermia.

Inmunoterapia

Llamada también *terapia biológica*. Es un tipo de tratamiento para el cáncer que estimula las defensas naturales del cuerpo con el propósito de combatirlo, utilizando sustancias producidas por el cuerpo o fabricadas en un laboratorio para mejorar o restaurar la función del sistema inmunitario. La inmunoterapia puede funcionar de las siguientes maneras:

- Al detener o retrasar el crecimiento de las células cancerosas.
- Al impedir que el cáncer se disemine a otras partes del cuerpo.
- Al ayudar al sistema inmunitario para que funcione mejor a la hora de destruir las células cancerosas.

Existen varios tipos de inmunoterapia, dentro de los cuales podemos mencionar:

- *Anticuerpos monoclonales:* son un tipo específico de terapia que se fabrica en un laboratorio. Se pueden utilizar ya sea como terapia dirigida o como inmunoterapia. Algunos anticuerpos monoclonales atacan a proteínas específicas de las células cancerosas; estos señalan las células para que el sistema inmunitario pueda encontrarlas y destruirlas.

Otros tipos de anticuerpos funcionan liberando los frenos del sistema inmunitario a fin de que este pueda destruir las células cancerosas. Las vías PD-1/PD-L1 y CTLA-4 son cruciales para la capacidad del sistema inmunitario de controlar el crecimiento del cáncer. Estas vías a menudo se denominan "puntos de control inmunitarios" (inmune checkpoints). Muchos tipos de cáncer utilizan estas vías para evadir el sistema inmunitario. El sistema inmunitario responde al cáncer bloqueando estas vías con anticuerpos específicos denominados inhibidores de los puntos de control inmunitarios. Una vez que el sistema inmunitario es capaz de encontrar y responder al cáncer, puede detener o desacelerar el crecimiento del mismo.

- *Inmunoterapias no específicas*: ayudan a que el sistema inmunitario destruya las células cancerosas. En su mayoría se administran después o al mismo tiempo que otro tratamiento del cáncer, como por ejemplo, la quimioterapia o la radioterapia. Sin embargo, las inmunoterapias no específicas se administran como el principal tratamiento del cáncer.

Las dos inmunoterapias no específicas que se usan con más frecuencia son: interferones e interleuquinas.

- *Terapia con virus oncolíticos*: utiliza virus genéticamente modificados para matar células cancerosas. El médico primeramente inyecta un virus en el tumor, el cual ingresa en las células cancerosas y se reproduce, lo que resulta en la explosión y muerte de las células cancerosas. A medida que las células mueren, liberan sustancias específicas denominadas antígenos, lo que provoca que el sistema inmunitario del paciente se dirija a todas las células cancerosas del cuerpo que tengan esos mismos antígenos. El virus no ingresa en las células sanas.

- *Terapia con células T*: que son células inmunitarias que combaten la infección. En este tratamiento, se quitan algunas células T de la sangre del paciente; luego, estas células son modificadas en un laboratorio para que tengan proteínas específicas denominadas receptores, los cuales permiten que las células T reconozcan las células cancerosas. Las células T modificadas se cultivan en grandes cantidades en el laboratorio y se regresan al cuerpo del paciente; una vez ahí, salen y destruyen a las células cancerosas.

En la actualidad, estos tratamientos solamente están disponibles en ensayos clínicos.

- *Vacunas contra el cáncer*: las cuales exponen al sistema inmunitario a un antígeno, lo que provoca que el sistema inmunitario reconozca y destruya ese antígeno o los materiales relacionados. Existen 2 tipos de vacunas contra el cáncer: vacunas para prevención y vacunas para tratamiento.

Terapia Dirigida

La terapia dirigida utiliza fármacos para tratar el cáncer. Es diferente de la quimioterapia tradicional y ayuda a detener el crecimiento y la diseminación del cáncer. Los fármacos atacan proteínas o genes específicos, los cuales se encuentran en las células cancerosas o en células relacionadas con el crecimiento del cáncer, como células de vasos sanguíneos.

Con frecuencia, los médicos utilizan la terapia dirigida con quimioterapia y otros tratamientos.

Los principales tipos de terapia dirigida son:

- *Anticuerpos monoclonales:* los cuales bloquean un blanco específico en la parte exterior de las células cancerosas; o bien, el blanco puede estar en la zona alrededor del cáncer. Los anticuerpos monoclonales pueden enviar sustancias tóxicas directamente a las células cancerosas; es por eso que pueden ayudar a que la quimioterapia y la radioterapia lleguen mejor a las células cancerosas.

  Por lo general, la vía de administración es intravenosa (i.v.).

- *Fármacos de moléculas pequeñas:* que pueden bloquear el proceso que ayuda a las células cancerosas a multiplicarse y diseminarse, impidiendo que el tejido alrededor del tumor produzca vasos sanguíneos (ejemplo de estos fármacos son los inhibidores de la angiogénesis, que es el nombre que se le da a la formación de nuevos vasos sanguíneos). Generalmente se toman en forma de comprimidos. Un tumor necesita vasos sanguíneos para recibir nutrientes. Los nutrientes lo ayudan a crecer y diseminarse. Las terapias antiangiogénicas "privan de alimento" al tumor evitando que se desarrollen vasos sanguíneos nuevos.

La terapia dirigida es bastante compleja y no siempre es eficaz, ya que, en primera instancia, un tratamiento dirigido no funcionará si el tumor no tiene el blanco; si tiene el blanco, no significa que el tumor responderá al fármaco; o el fármaco puede funcionar al principio y luego dejar de funcionar.

En cuanto a los efectos secundarios, los mismos pueden llegar a ser graves y distintos a los producidos por la quimioterapia tradicional. Algunos pacientes sometidos a terapia dirigida suelen presentar problemas en la piel, el cabello, las uñas o los ojos.

La mayoría de los pacientes requieren igualmente de cirugía, quimioterapia, radioterapia o terapia hormonal.

Aún los investigadores continúan trabajando en el desarrollo de más fármacos dirigidos.

Terapia hormonal

La terapia hormonal es un tratamiento del cáncer que hace lento o detiene el crecimiento del tipo de cáncer que usa hormonas para crecer, como los cánceres de próstata y mama. Es llamada también tratamiento con hormonas o terapia endocrina. Es utilizada ya sea para tratar el cáncer, o bien para aliviar sus síntomas.

Existen dos grupos en los cuales se encuentra la terapia hormonal: los que bloquean la capacidad del cuerpo para producir hormonas y los que interfieren en la forma como las hormonas se comportan en el cuerpo.

Cuando la terapia hormonal es utilizada con otros tratamientos, puede llegar a:

- Reducir el tamaño de un tumor antes de la cirugía o de radioterapia (terapia neoadyuvante).
- Reducir el riesgo de que regrese el cáncer después del tratamiento principal (terapia adyuvante).
- Destruir las células cancerosas que han regresado o que se han extendido a otras partes de su cuerpo.

La terapia hormonal puede ser administrada de forma oral, inyección intramuscular o bien extirpando los órganos que producen las hormonas (ovarios y testículos).

Células madres

Las células madre son células sanguíneas inmaduras que se encuentran en la médula ósea y en la sangre. Aún cuando tienen el mismo origen que las demás, las células madre pueden madurar en cualquiera de todos los tipos de células sanguíneas. Los trasplantes de células madre casi siempre se usan para los cánceres que afectan la sangre o el sistema inmunitario, tales como leucemia, linfoma o mieloma múltiple.

Existen tres tipos básicos de trasplantes que se denominan en función de la fuente de donde provienen las células madre.

- **Autólogo o autotrasplante**: las células provienen de usted mismo.
- **Alogénico o alotrasplante**: las células provienen de un donante compatible con o sin parentesco con el paciente.
- **Singénico o isotrasplante**: las células provienen de su hermano(a) gemelo(a) o trillizo(a) idéntico(a).

Medicina de precisión

La medicina de precisión permite a los médicos seleccionar tratamientos que tienen más probabilidad de ayudar a los pacientes de acuerdo a las características genéticas de su enfermedad. Se le conoce también como medicina personalizada.

Hoy día, cuando una persona es diagnosticada con cáncer, usualmente recibe el mismo tratamiento que otras personas que tienen el mismo tipo y estadio de cáncer. Los tumores tienen cambios genéticos que causan que el cáncer crezca y se disemine; sin embargo, cada individuo responde de manera diferente.

La esperanza de la medicina de precisión es que los tratamientos sean algún día afines a los cambios genéticos en el cáncer de cada persona. En un futuro, las pruebas genéticas ayudarán a decidir a cuáles tratamientos hay más probabilidad de que responda el tumor del paciente, lo que ayudará a que los pacientes se libren de recibir tratamientos que no tienen probabilidad de ayudar. Aún se realizan estudios clínicos en este tema. En algunos estudios se aceptan pacientes con tipos y estadios específicos de cáncer; otros, aceptan diversos tipos y estadios de la enfermedad. Para ser paciente de elección en estos estudios de medicina de precisión, su tumor necesita tener un cambio genético al que pueda apuntarse un tratamiento en evaluación.

Para conocer los cambios genéticos que hay en un cáncer, es necesario realizar una biopsia. que será enviada a un laboratorio especial, en donde una máquina llamada secuenciador de ADN buscará cambios genéticos que puedan estar causando que crezca el cáncer. El proceso de buscar cambios genéticos en el cáncer puede llamarse secuenciación de ADN, pruebas genómicas, perfil molecular o perfil tumoral.

Los investigadores están trabajando también para entender y resolver el problema de resistencia a los fármacos que pueden limitar el buen funcionamiento de las terapias dirigidas.

CAPITULO 10

LA RADIOTERAPIA EN LA ACTUALIDAD

La tecnología moderna hace posible que el tratamiento sea más preciso, gracias a la combinación de imágenes en tres dimensiones, planificación computarizada de tratamiento y máquinas de rayos X de alta energía. Recordemos que los profesionales que usan este tipo de tecnología o la información obtenida de la misma incluyen: Radioncólogos, Físicos Médicos, Radioterapistas o Tecnólogos en Radioterapia, Personal de enfermería de radioterapia, Dosimetristas, al igual que Trabajadores sociales y Nutricionistas.

Un tipo avanzado de radiación conformada en tres dimensiones (3D), denominada radioterapia de intensidad modulada o IMRT ajusta en forma más precisa la dosis a los tumores, permitiendo la administración en forma segura de dosis de radiación más elevadas que las convencionales. La radioterapia guiada por imágenes IGRT, por lo general, se usa en forma conjunta con la radioterapia de intensidad modulada (IMRT) para entregar dosis de radiación en tumores malignos o incluso en áreas específicas dentro del tumor. Desarrollos recientes como la radioterapia guiada por imágenes (IGRT) permiten, incluso, realizar ajustes durante el tratamiento en áreas del cuerpo que son propensas al movimiento, tales como los pulmones, y en tumores localizados cerca de órganos y tejidos importantes.

Otras técnicas que hacen posible la entrega de dosis ultra precisas de radiación en los tumores incluyen la radiocirugía estereotáctica, que usa imágenes en 3-D para determinar las coordinadas exactas de un tumor en el cuerpo. De esta manera, los rayos gamma o los rayos X altamente focalizados, convergen en el tumor para encogerlo. El bisturí de rayos gamma es una opción de tratamiento que usa fuentes de cobalto radioactivo para focalizar múltiples haces de radiación sobre una área pequeña. Los aceleradores lineales también pueden ser usados para entregar radioterapia estereotáctica en el cerebro. También se pueden tratar otras partes del cuerpo, pero en este caso se la considera como radioterapia estereotáctica del cuerpo (SBRT).

La radiación también puede ser usada para cortar la circulación de sangre hacia un tumor en órganos vasculares como el hígado. Por lo pronto, la radioembolización usa microesferas llenas con isótopos radiactivos para bloquear el suministro de sangre a un tumor para que así se muera de hambre.

Además de ser una opción de tratamiento para el cáncer, la radioterapia es también paliativa; esto significa que puede ayudar a reducir el dolor y el sufrimiento en pacientes con cáncer avanzado. Los pacientes con dolor significativo, dificultad para caminar o dificultad para comer debido al tumor pueden experimentar una mejora en la calidad de vida a través de la radiación paliativa.

IMRT

RADIOTERAPIA DE INTENSIDAD MODULADA
Intensity Modulated Radiation Therapy (IMRT)

Modalidad avanzada de radioterapia de alta precisión que utiliza aceleradores de Rayos X controlados por computadora para administrar dosis de radiación precisa a un tumor maligno o áreas específicas dentro del tumor.

La dosis de radiación está diseñada para conformarse a la forma tridimensional del tumor mediante la modulación (control) de la intensidad del haz de radiación para enfocar una dosis más alta en el tumor, al tiempo que se reduce al mínimo la exposición a la radiación en los tejidos circundantes normales.

Planificación del Tratamiento

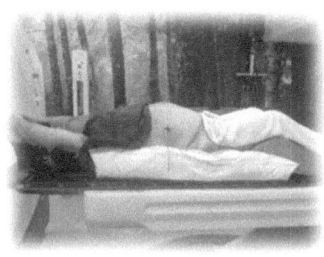 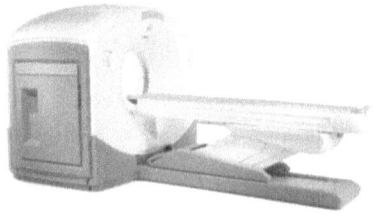

Posicionamiento de Paciente durante la simulación

Equipo PET-CT utilizado en simulación de SRS y SRT

Antes del tratamiento, se realizan exploraciones de imágenes digitales para determinar el alcance de la enfermedad y localizar el tumor a tratar. Esto puede incluir un TAC (Tomografía Axial Computarizada), MRI (Resonancia Magnética), PET (Tomografía por Emisión de Positrones, SPECT (Tomografía por Emisión de Fotón Único) y Ultrasonido. Toda la información obtenida es integrada a un planificador de tratamiento para cada paciente.

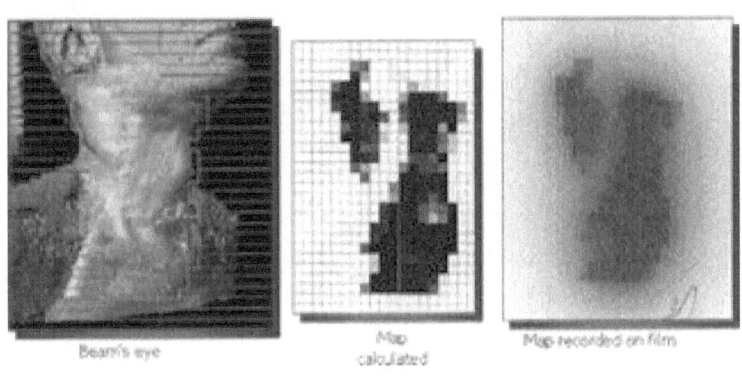

Comparte el mismo principio de simulación con tomógrafo, se requiere de sistemas especializados de fijación e inmovilización, y un sistema de planeación que permita la fusión con otros estudios de imagen de mayor precisión como la IRM (Imágenes de Resonancia Magnética) y PET-CT (Tomografía por Emisión de Positrones y Tomografía Computarizada).

Tratamiento

Luego de que el Radioncólogo y el Físico Médico han revisado los estudios realizados e identificado el tumor a irradiar, la IMRT permite emitir una alta dosis de radiación desde múltiples angulaciones. Los rayos de intensidad variable se dirigen a las células cancerosas a la vez que preservan el tejido sano circundante.

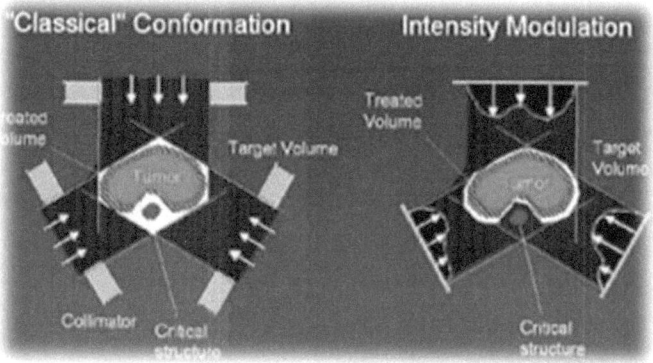

En esta imagen, las flechas amarillas ejemplifican la intensidad del haz en el tratamiento clásico la cual es lineal y en el otro se modula la intensidad en cada campo. El resultado es la manera en que la dosis de radiación cubre la estructura crítica, ejemplificada por la zona azul; en el tratamiento clásico se incluye en su totalidad y con radioterapia de intensidad modulada se puede excluir en su totalidad aún estando en contacto con el volumen a irradiar.

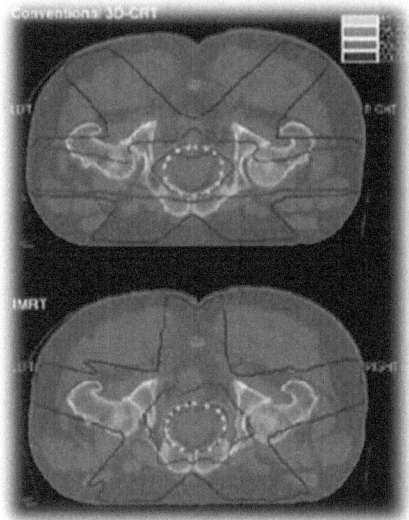

Imágenes de tomografía en donde se compara la conformación de curvas de isodosis en una planeación conformacional (arriba) y una de intensidad modulada, el volumen blanco se observa en amarillo y en el caso de intensidad modulada se observa la adecuada conformación a dicho volumen, disminuyendo de manera importante la dosis a las estructuras vecinas.

No se utiliza ninguna sustancia radiactiva y permite aplicar dosis más pequeñas a los tejidos normales, lo que hace que los efectos secundarios disminuyan y aumenta la probabilidad de erradicar el tumor.

La IMRT es ideal para tratar cáncer de pulmón, cerebro, mama, cavidad oral, lengua y laringe.

IGRT

IGRT - RADIOTERAPIA GUIADA POR IMÁGENES
Image Guided Radiation Therapy (IGRT)

Realidad: Tanto los pacientes como sus órganos, se mueven. Eso significa que el tumor también se está moviendo. Este movimiento puede causar que la radiación se aplique fuera de la zona necesaria.

Solución: Se utiliza un CT diagnóstico para visualizar el tumor antes de la radioterapia. Si el tumor se ha movido, esto se corrige antes del tratamiento, lo que da pie por primera vez a lo que se denomina radioterapia adaptativa.

La IGRT es una técnica cuyo objetivo primordial es identificar las estructuras anatómicas mediante la adquisición de imágenes volumétricas durante el tratamiento, bien instalando en la misma sala de tratamiento dos unidades independientes, TAC (imagen) y Acelerador Lineal (tratamiento), que emplean una mesa de tratamietno común, o bien el "cone-beam" que incorpora un sistema de imagen de kilovoltaje (TAC) colocado ortogonalmente respecto al Acelerador Lineal.

Optimización del Tratamiento

En la IGRT se toman imágenes día a día y de forma dinámica a fin de definir cómo es y dónde se encuentra el volumen blanco o tumoral de cada paciente durante las semanas que dura el tratamiento, lo cual ofrece una mayor precisión a la hora de realizar la irradiación; esto permite que se posea una herramienta vital y eficaz al momento de delinear los campos de tratamiento. De esta forma, el Radioncólogo puede optimizar la dosis terapéutica y evidar sobredosificación de los tejidos normales cercanos al área de tratamiento.

SRS Y SRT

RADIOCIRUGÍA Y RADIOTERAPIA ESTEREOTÁXICA

Radiocirugía

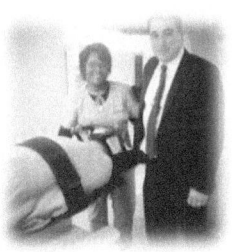

Es como se denomina el procedimiento médico de radioterapia en el que se administran haces finos de radiación, generados en unidades de megavoltaje (ciclotrón, el Gamma Knife y el acelerador lineal (LINAC), mediante múltiples campos convergentes y conformados con lo cual se consigue irradiar dosis elevadas y localizadas con precisión, en una area o estructura antómica específica, evitando la administración de dosis tóxicas a los tejidos adyacentes.

La radiocirugía implica el uso de instrumentos complejos, sofisticados y de alta precisión, como los dispositivos de estereotaxia, aceleradores lineales, el bisturí de rayos gamma, computadoras y rayos láser.

La irradiación de alta precisión es planificada por el oncólogo radioterapeuta o radioncólogo basándose en las imágenes, como la tomografía axial computarizada (TAC), resonancia magnética (IRM) y angiografía.

La radiación se aplica desde una fuente externa, bajo la orientación mecánica precisa por un aparato especializado. Múltiples rayos se dirigen (colimado) hacia la lesión intracraneal o extracraneal a tratar donde se acumulan llegando al nivel necesario para dañar las células. De esta manera, los tejidos sanos de alrededor del blanco estan relativamente a salvo al recibir dosis de radiación no letales.

Cirugía estereotáxica o estereotaxia

Es un tipo de intervención quirúrgica mínimamente invasiva que utiliza un sistema de coordenadas tridimensional para localizar pequeñas estructuras dentro del cuerpo y para realizar acciones tales como ablación (extirpación), biopsia, lesión, injección, estimulación, implantación de dispositivos, radiocirugía etc. Procedente del griego στερεός stereós "duro, rígido" y τάξις táxis "ordenación"

En teoría, cualquier órgano puede ser intervenido mediante cirugía estereotáxica. A pesar de ello, la dificultad para obtener un buen sistema de referencia (como pueden ser los puntos de referencia del hueso, que guardan una relación espacial constante en relación a los tejidos blandos), hacen que este tipo de cirugía se aplique únicamente a la neurocirugía. Además del cerebro, se hacen rutinariamente biopsias y cirugías de la mama. Para ayudar al procedimiento, se pueden utilizar imágenes de rayos X (mamografía) o tomografía axial computarizada.

Radiocirugía Estereotáxica

La radiocirugía estereotáxica es muy útil para el tratamiento de tumores, tanto benignos como malignos. La mayor parte de los tumores cerebrales malignos que se tratan son los que tienen metástasis al cerebro. Consiste en la aplicación de una dosis única de radiación de alta energía al tumor o malformación arteriovenosa.

Aunque implica el término de cirugía, no hay ninguna incisión en absoluto y se realiza de forma ambulatoria. Utiliza haces de radiación para eliminar, disminuir o impedir el crecimiento de un tumor eliminando sus células o interfiriendo en su reproducción.

La radiocirugía estereotáxica, se ha utilizado también para tratar otro tipo de cánceres, suministrando altas dosis de radiación exclusivamente a tumores en el cuerpo.

Antes del desarrollo de este método, la mejor alternativa era una radioterapia externa estándar, por lo que la exposición a la radiación es mucho mayor, causando muchos más problemas a los pacientes.

Radioterapia Estereotáxica

La radioterapia estererotáxica permite la administración de la misma cantidad de radiación (o superior) que la radiocirugía convencional, pero es aplicada en pequeñas dosis distribuidas en una serie de tratamientos diarios (dosis fraccionada).

El fraccionamiento de la dosis favorece la reparación del tejido sano cercano a la lesión, especialmente de estructuras críticas tales como las vías ópticas o el tallo cerebral.

SBRT

RADIOTERAPIA ESTEREOTÁCTICA CORPORAL

La Radioterapia Estereotáctica Corporal es una modalidad terapéutica que permite administrar, en pocas sesiones y con una gran precisión, dosis muy altas de radiación sobre el tumor de forma eficaz y con una mínima toxicidad sobre los tejidos sanos circundantes. Sus efectos secundarios son pocos.

Es una técnica de tratamiento dirigida a pacientes con tumores o metástasis que no son operables y tienen lesiones que, por su ubicación, no pueden ser extirpadas. La SBRT es una técnica mínimamente invasiva que permite al paciente recibir el tratamiento de forma ambulatoria, sin necesidad de ser hospitalizado.

La SBRT requiere una planificación precisa con respecto al volumen blanco u objetivo, puesto que es administrada desde diversos ángulos. Esto requiere el uso de la modalidad de imágenes volumétricas de 4 dimensiones, como la tomografía computada (CT), que tiene en cuenta el movimiento. Estas imágenes se utilizan para crear planes de tratamiento personalizados que dirigen con precisión al tumor varios haces de radiación de diferentes intensidades y desde ángulos diferentes. Las imágenes volumétricas también se toman inmediatamente antes del tratamiento utilizando equipos de imágenes directamente conectados al equipo para el tratamiento de SBRT. Otra opción es implantar un marcador fiducial metálico para rastrear la posición del tumor con radiografías, o bien, ubicar sobre el paciente marcadores fiduciales con el mismo objetivo, el cual puede lograrse mediante la ayuda del sistema ExacTrac de BrainLab, como se muestra en las imágenes.

Posicionamiento con sistema BrainLab de ExacTrac de la Primera paciente tratada con SBRT en Panamá con dos lesiones en columna toráxica y lumbar, respectivamente.

La SBRT es utilizada para el tratamiento del cáncer en pulmón principalmente y otros tipos de cánceres como los de hígado, columna vertebral y páncreas. Muchos tipos de cáncer hacen metástasis en el pulmón, y algunos resultados iniciales muestran que la SBRT puede mejorar el control local de estas metástasis.

PROTONTERAPIA

La protonterapia es una seductora alternativa a los inconvenientes de la radioterapia clásica.

Los protones son partículas de masa elevada (1.836 veces la masa de un electrón) y de carga positiva. Actualmente son producidos en ciclotrones o en sincrociclotrones. Un gas, el hidrógeno, es enviado sobre un arco eléctrico (inducción de plasma) para obtener los protones y electrones. Utilizando un campo eléctrico, los electrones son captados por un ánodo y los protones son dirigidos en la dirección contraria para iniciar un proceso de aceleración dentro de un campo electromagnético hasta la energía deseada, antes de ser dirigidos hacia la sala de tratamiento. En protonterapia se utilizan dos ventanas energéticas: una para el tratamiento de los tumores oculares, y una energía para el tratamiento de los tumores profundos. Para obtener estas energías se han desarrollado dos grandes familias de aceleradores, los ciclotrones y los sincrotrones.

EL PET-CT EN RADIOTERAPIA

La tomografía por emisión de positrones - tomografía computarizada (más conocida por sus siglas PET-CT y PET / CT) es una técnica de imagen médica utilizando un dispositivo que combina en un único sistema de pórtico a la vez una tomografía por emisión de positrones (PET) y la tomografía computarizada de rayos X, de modo que las imágenes adquiridas a partir de los dos dispositivos se pueden tomar de forma secuencial, en la misma sesión del paciente y se combinan en una única imagen superpuesta (co-registrada).

Las primeras máquinas híbridas PET-CT fueron desarrolladas a finales de los 90 por el grupo del Prof. Townsend de la Universidad de Pittsburgh. Las actuales cámaras están basadas en equipos PET de última generación, que incorporan un sistema de detección multicristal de alta resolución, a los cuales se ha incorporado un sistema CT helicoidal multicorte (264 cortes). Así, la imagen funcional obtenida por PET, que representa la distribución espacial de la actividad metabólica o bioquímicos en el cuerpo puede ser más precisamente alineados o correlacionada con la imagen anatómica obtenida mediante CT. Una reconstrucción de dos y tres dimensiones de la imagen puede ser mostrada como una función de un software común y un sistema de control.

PET-CT ha revolucionado muchos campos de diagnóstico médico, añadiendo precisión de la localización anatómica de la imagen funcional, de lo que se carecía anteriormente en un PET puro. Por ejemplo, en oncología, la planificación quirúrgica, la radioterapia y la estadificación del cáncer han ido cambiando rápidamente bajo la influencia de la disponibilidad del PET-CT, en la medida en que muchos de los procedimientos de diagnóstico por imagen y los centros han ido abandonando gradualmente los dispositivos convencionales de PET y sustituyéndolos por PET-CTs. Aunque el dispositivo combinado / híbrido es considerablemente más caro, tiene la ventaja de proporcionar ambas funciones de forma autónoma, siendo, de hecho, dos dispositivos en uno.

Este sistema permite la exacta localización de aquellas zonas que exhiban un metabolismo aumentado.

Por otro lado, la imagen CT sustituye a las tradicionales fuentes de 68Ge de los equipos PET dedicados para la obtención de la imagen de transmisión corporal, que informa sobre la atenuación de los distintos tejidos a la radiación y que permite su corrección con la consiguiente mejora de sensibilidad.

Dado que este proceso se realiza en pocos segundos con la CT, la duración de la exploración será bastante más reducida, permitiendo un estudio de cuerpo completo en menos de 20 minutos frente a los 50-60 minutos de las cámaras PET convencionales.

Planificación de la Radioterapia

Una apropiada estadificación de la enfermedad tumoral permite una planificación de los tratamientos a aplicar en los enfermos oncológicos. La PET con FDG ha supuesto una herramienta diagnóstica de gran utilidad en la detección de las lesiones malignas, superior al CT o a la RM en muchos tipos de tumores.

La integración de la información metabólica aportada por la PET junto a los datos anatómicos de la CT, permite incrementar el rendimiento diagnóstico respecto a la delimitación de lesiones en cerca del 20-30%. Los equipos híbridos PET-CT suponen un impacto importante en la planificación de los tratamientos de radioterapia tanto sobre el cálculo de las dosis de radiación como sobre el volumen tumoral a tratar, como se ha demostrado en estudios realizados con ambas técnicas por separado. La imagen con FDG permite delimitar perfectamente dentro de la imagen anatómica del tumor cuáles son las zonas de actividad maligna y la intensidad de las mismas. Ello permitirá ser más eficaz en los tratamientos aplicados y evitará el daño en tejidos sanos peritumorales.

La planificación de la radioterapia basada en la información aportada por la PET-CT permite una correcta clasificación de lesiones no concluyentes para la CT al presentar similar densidad. Además, es capaz de detectar lesiones a distancia no conocidas previamente al estudio PET-CT gracias a la gran sensibilidad que en la detección de la enfermedad maligna ofrece la imagen con FDG.

La integración de los equipos híbridos PET-TAC en la planificación tridimensional de radioterapia trae grandes beneficios como:

- Permite delimitar de forma más exacta el volumen si se compara con la TAC.

- Reduce el riesgo de errores en la localización topográfica de las lesiones, minimiza la dosis de radiación ionizante que reciben los órganos no-diana.

- Cambia los actuales conceptos de planificación de radioterapia al considerar los aspectos metabólicos y biológicos de la enfermedad tumoral y no solo los estrictamente anatómicos.

CAPÍTULO 11

PREGUNTAS HECHAS COMUNMENTE ACERCA DE LA RADIOTERAPIA

1. ¿Cómo trabajan los tratamientos de rayos-x / gama?

Los rayos-x / gama, dados a las dosis utilizadas para sus tratamientos diarios, matan a las células en división afectando el material genético de la célula. Las células cancerosas son eliminadas porque siempre se están dividiendo. Ciertas células normales también son destruidas, pero algunas de ellas se reparan por sí solas después del tratamiento.

2. ¿La radiación duele?

Sus tratamientos de rayos-x / gama no dolerán, aunque la piel irradiada por varias semanas puede tornarse rosada y sentirse suave o delicada, como si hubiera sido quemada por el sol. Sea muy delicado con su piel en el área de tratamiento. Por ejemplo, no se rasgue la piel tratada, y use únicamente los jabones más suaves con agua tibia para el lavado. Lleve poca ropa de algodón suave sobre el área tratada. Si es necesario un vendaje, utilice cinta adhesiva de papel y trate de aplicarla fuera del área de tratamiento. Finalmente, proteja esta área del sol. Cúbrala con ropa liviana o un sombrero antes de salir y pregúntele a su médico acerca del uso de una loción bloqueadora de sol después de que hayan culminado sus tratamientos.

3. ¿Estaré radiactivo?

Para todos los propósitos prácticos, no. Una pequeña parte de su cuerpo y la mesa de tratamiento que lo sostiene estará muy débilmente radiactiva mientras está siendo dada una dosis de radiación. Esta radiactividad dura únicamente por una mínima fracción de un segundo después de que el tratamiento del acelerador lineal o el cobalto se detiene.

Cuando a usted se le está dando tratamiento de braquiterapia, la fuente de radiación permanece radiactiva todo el tiempo que está dentro de su cuerpo. Durante el curso del tratamiento de braquiterapia usted debe permanecer en el hospital y las visitas pueden ser limitadas.

4. ¿Con qué frecuencia veré al médico durante los tratamientos de radiación?

En la mayoría de los centros de radioterapia usted verá a su oncólogo de radiación por lo menos una vez a la semana para que él o ella pueda ver qué tan bien está usted respondiendo a sus tratamientos. Usualmente la visita tomará únicamente un par de minutos. Siempre hay un médico disponible, usualmente su propio médico.

Además, el conteo de su sangre de glóbulos rojos, blancos y plaquetas, usualmente son verificados cada 1 o 2 semanas para asegurarse de que su médula ósea no está siendo suprimida por los tratamientos de radiación. Si su médula ósea es suprimida, usted estará más susceptible a infecciones y podrá padecer anemia.

5. ¿Qué pasa si tengo tratamientos de cobalto?

El autor de este libro ha basado su descripción de la teleterapia en el tratamiento con un acelerador lineal, las máquinas más comúnmente utilizadas regularmente para el tratamiento de teleterapia. De cualquier forma, algunos departamentos de radioterapia utilizan máquinas de cobalto tan bien como los aceleradores lineales. Las máquinas de cobalto son muy sencillas de operar, y dan la radiación de la misma forma que un acelerador lineal, aunque la radiación no penetra de forma tan profunda como la radiación de un acelerador lineal. Es por eso que la máquina de cobalto trabajará tan bien para usted, al menos que su cáncer esté a gran profundidad en el centro de su tórax o abdomen.

6. ¿Qué significa que mi cáncer está en remisión?

Esto significa simplemente que su cáncer no es ampliamente visible por medio de exámenes clínicos regulares (examen físico, exámenes de sangre, rayos-x, etc.) Siempre existe la posibilidad de que pocas células cancerosas aún estén vivas y listas para empezar a crecer nuevamente, a pesar de la cirugía o quimioterapia previa. El mejor momento para tratar los cánceres con rayos-x / gama es cuando están pequeños. Es por eso que los pacientes con frecuencia son referidos a radioterapia *consolidativa* para eliminar cualquier resurgimiento de células cancerosas después de una remisión de terapia previa. La terapia consolidativa se edifica en el éxito parcial de la cirugía y/o quimioterapia previa y completa la destrucción de cualquier célula cancerosa que aún pueda estar viva.

7. ¿Qué debo hacer si soy invitada a participar en un estudio de investigación?

Investigue tanto como pueda acerca del estudio de por lo menos dos personas - su médico y un asistente médico especializado, llamado *administrador de datos*, quien es responsable de la precisión y conducta segura del estudio. Pregúnteles en qué forma difiere el plan de tratamiento del cuidado médico standard o corriente, cuáles son los riesgos y beneficios, y si habrá algún viaje, exámenes o costos adicionales. Si tiene alguna duda después de hablar con su médico y su administrador de datos, solicítele una copia del formulario de consentimiento del estudio para llevársela a casa para leerla. Las decisiones son más fáciles de tomar uno o dos días después de haber leído el formulario de consentimiento directamente.

Algunas personas, temerosas de los estudios de investigación, tienen miedo de convertirse en un "conejillo de indias". De hecho, la mayoría de los estudios proveen los más altos estándares de cuidado médico. La comunidad médica ha hecho grandes avances en el tratamiento de la leucemia y cánceres infantiles en los pasados 20 años, mayormente porque la mayoría de los pacientes con estas enfermedades son tratadas en estudios de investigación organizados a nivel nacional.

No obstante, usted es completamente libre de rehusarse a participar en un estudio. Su decisión no debe tener efecto alguno en su relación médico-paciente.

8. ¿Qué preparativos especiales son hechos para los niños que necesitan radiación?

Cada uno en el equipo de radioterapia trata de conocer bien a los padres antes de que inicien los tratamientos, algunas veces antes de que el niño sea examinado físicamente por el oncólogo de radiación. Las enfermeras y los médicos discuten con los padres si es posible pedirle al niño que se acueste y permanezca inmóvil y solo en el cuarto de tratamiento durante la radioterapia. Los accesorios de restricción (cinturones o correas) casi nunca son utilizadas. Para mantener al niño inmóvil pueden ser utilizados soportes cómodos de styrofoam, juguetes preferidos o quizás sedantes. Si el niño es muy joven para entender o está muy asustado como para cooperar, puede ser utilizado un anestésico de corta acción, aún a diario, sin afectar seriamente al niño. Sesiones prácticas diarias, con frecuencia son realizadas algunas veces por dos o tres días, y el apoyo de los padres generalmente es de mucha ayuda.

Cada esfuerzo es creado para evitar irradiar los centros de crecimiento de los huesos en los niños pequeños, de manera que el desarrollo tardío será tan normal como sea posible. Por supuesto, usted siempre debe mantener las prioridades en la perspectiva correcta: el cáncer es un asesino potencial, y los tratamientos dados con el propósito de curar, no deben ser comprometidos.

9. ¿Afectará la radioterapia mi vida sexual?

La respuesta depende de muchos factores, especialmente de la ubicación y estudio de su cáncer. La radioterapia generalmente permitirá una mejor preservación y función del órgano, que la cirugía de cánceres de la misma ubicación y estadío. Por ejemplo, los hombres con cáncer temprano de próstata pueden ser tratados exitosamente con radiación o con cirugía. Uno de los posibles efectos colaterales de cualquiera de los tratamientos es la impotencia, la inhabilidad de desarrollar un pene erecto. La mayoría de la evidencia indica que la radiación tiene menos probabilidades que la cirugía de permitir esta complicación. Algunos urólogos demandan que los recientes avances en las técnicas quirúrgicas evitan daños a los nervios necesarios para la erección del pene.

Hay muchas otras situaciones en las cuales la radiación podría afectar la actividad sexual. Su oncólogo de radiación estará encantado de darle información y algunas prevenciones en esto. Usted puede necesitar recordarle a su médico que está preocupado por eso.

10. ¿Los tratamientos de radiación son costosos?

La terapia con rayos-x puede ser costosa. Requiere tanto equipo complejo, como los servicios de profesionales del cuidado de la salud altamente entrenados. Los costos de su tratamiento dependerán del número total prescrito y de la complejidad del plan de tratamiento. La mayoría de las pólizas de seguro cubren cargos por radioterapia. Verifique con el personal de la oficina de su médico o la oficina de costos del hospital para conocer más acerca de su póliza y cómo serán pagados los costos. Si usted necesita ayuda financiera, contacte la oficina de *trabajo social* del hospital. Ellos pueden dirigirlo a sus fuentes de ayuda.

11. ¿Con qué frecuencia tendré que regresar para citas médicas después de la terapia con rayos – x / gama?

Usted será informado por su médico. La respuesta varía con los logros de su terapia y los riesgos de una recurrencia o efectos colaterales. Generalmente, la mayoría de los pacientes son examinados en citas de control un mes después de culminada la terapia y de tres a seis meses después de eso, por cinco a diez años.

CAPÍTULO 12

CONSEJOS DE SU TECNÓLOGA

Estos son algunos consejos:

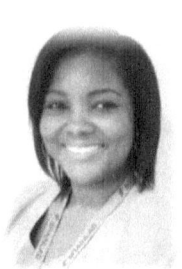

1. Pregunte e infórmese adecuadamente

Los rayos-x, dados a las dosis utilizadas para sus tratamientos diarios, matan a las células en división afectando el material genético de la célula. Las células cancerosas son eliminadas porque siempre se están dividiendo. Ciertas células normales también son destruidas, pero algunas de ellas se reparan por sí solas después del tratamiento.

El someterse a tratamientos con radiación, la mayoría de las veces despierta dudas, miedos e inseguridades en los pacientes oncológicos; esto se debe más que nada a la poca información que tienen, tanto los pacientes como sus familiares en todo lo que se refiere al tema de las radiaciones ionizantes y su uso en el tratamiento de afecciones. Es por ello, que es de suma importancia que tan pronto Usted o un familiar es diagnosticado con cáncer y remitido a radioterapia, realice todos los cuestionamientos necesarios a su radioncólogo, para así satisfacer toda duda que tenga referente a sus opciones de tratamiento y tomar finalmente la decisión adecuada sin guiarse de falsos mitos que, seguramente, no le permitirán atacar a tiempo su enfermedad.

2. Sea cuidadoso con su piel en el área de tratamiento

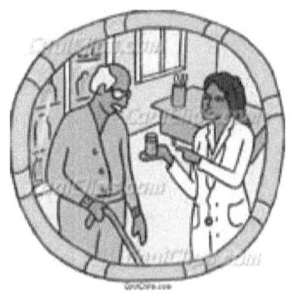

Sus tratamientos de radiación no dolerán, aunque la piel irradiada por varias semanas puede tornarse rosada y sentirse suave o delicada, como si hubiera sido quemada por el sol. Procure ser muy cuidadoso con su piel en el área de tratamiento. Por ejemplo, no se rasgue la piel tratada, y use únicamente los jabones más suaves con agua tibia para el lavado. Usted puede consultar con el médico sobre cremas que le ayuden a humectar su piel en el área de tratamiento y a eliminar la sensación de comezón y ardor (la mayoría de las cremas recomendadas solo pueden ser colocadas después de su sesion de tratamiento y no antes o durante la misma). Lleve poca ropa de algodón suave sobre el área tratada. Si es necesario un vendaje, utilice cinta adhesiva de papel o Micropore y trate de colocarla fuera del área de tratamiento. Finalmente, proteja esta área del sol. Cúbrala con ropa liviana o un sombrero antes de salir y pregúntele a su médico acerca del uso de una loción bloqueadora de sol después de que hayan culminado sus tratamientos.

3. No se aleje de sus familiares y seres queridos

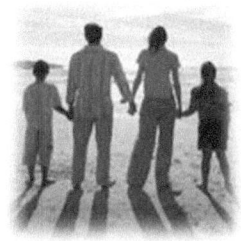

Mientras Usted está recibiendo su

dosis de radiación, solo una pequeña parte de su cuerpo y la mesa de tratamiento que lo sostiene estará levemente radiactiva. Esta radiactividad dura únicamente una mínima fracción de un segundo después de que el tratamiento del acelerador lineal se detiene.

Por tanto, no se aleje de sus familiares y seres queridos. Usted puede llevar su vida diaria con la mayor naturalidad, salvo algún efecto secundario que su tratamiento conlleve. Siéntase seguro de llevar sus actividades diarias de forma regular, toda vez que se mantenga llevando una dieta sana, y libre del consumo de alcohol y cigarrillos.

4. Comuníquele a su médico y/o tecnólogo cualquier síntoma que tenga durante el curso de sus tratamientos

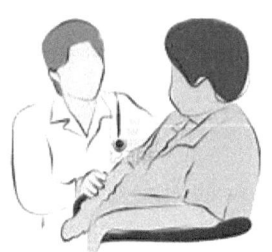

En la mayoría de los centros de radioterapia usted verá a su radioncólogo por lo menos una vez a la semana para que él o ella pueda ver qué tan bien está usted respondiendo a sus tratamientos. Aproveche ese momento para comunicarle el mínimo detalle de los síntomas que Usted tenga hasta el momento, e incluso, para dilucidar cualquier duda o inquietud que tenga. El conteo de su sangre de glóbulos rojos, blancos y plaquetas, usualmente son verificados cada 1 o 2 semanas para asegurarse de que su médula ósea no está siendo suprimida por los tratamientos de radiación. Si su médula ósea es suprimida, usted estará más susceptible a infecciones y podrá padecer anemia.

El personal técnico que lo atenderá cada día, también está disponible para responder y/o atender a sus inquietudes, ya que es un eslabón entre su radioncólogo y usted.

5. Sea un miembro más del equipo en caso de que su hijo sea sometido a tratamiento

Cada uno en el equipo de radioterapia trata de conocer bien a los padres antes de que inicien los tratamientos, algunas veces antes de que el niño sea examinado físicamente por el radioncólogo.

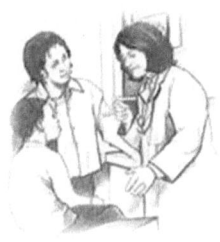

El médico, junto con los físicos y tecnólogos discuten con los padres la posibilidad de pedirle al niño que se acueste y permanezca inmóvil y solo en el cuarto de tratamiento durante la radioterapia. Para mantener al niño inmóvil pueden ser utilizados soportes cómodos de styrofoam, vak-locks, juguetes preferidos o quizás sedantes.

Si el niño es muy joven para entender o está muy asustado como para cooperar, puede ser utilizado un anestésico de corta acción, aún a diario, sin afectar seriamente al niño. Usted puede simular sesiones prácticas en casa, colocando al niño en la posición de tratamiento, previa consulta con el médico, para que el niño se acostumbre a mantenerse en la posición indicada por un periodo de tiempo. Por todo esto, el apoyo de los padres generalmente es de mucha ayuda.

6. Consulte con su radioncólogo si le preocupa su vida sexual durante el curso de sus tratamientos

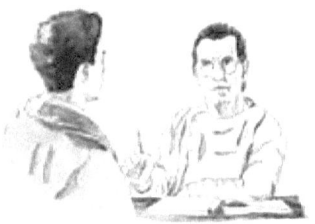

El tema de su vida sexual depende de muchos factores, especialmente de la ubicación y estudio de su cáncer. La radioterapia generalmente permitirá una mejor preservación y función del órgano, que la cirugía de cánceres de la misma ubicación y estadío. Por ejemplo, los hombres con cáncer temprano de próstata pueden ser tratados exitosamente con radiación o con cirugía.

Uno de los posibles efectos colaterales de cualquiera de los tratamientos es la impotencia, la inhabilidad de desarrollar un pene erecto. La mayoría de la evidencia indica que la radiación tiene menos probabilidades que la cirugía de permitir esta complicación. Según algunos urólogos, los recientes avances en las técnicas quirúrgicas evitan daños a los nervios necesarios para la erección del pene. Hay muchas otras situaciones en las cuales la radiación podría afectar la actividad sexual. Su radioncólogo estará encantado de darle información y algunas prevenciones en esto, siempre y cuando Usted le recuerde que está preocupado por eso.

7. Infórmese acerca del costo de su tratamiento y su póliza de seguro

La terapia con radiación puede ser costosa. Requiere tanto equipo complejo, como los servicios de profesionales del cuidado de la salud altamente entrenados. Los costos de su tratamiento dependerán del número total prescrito y de la complejidad del plan de tratamiento. La mayoría de las pólizas de seguro cubren cargos por radioterapia. Verifique con el personal del centro de tratamiento o la oficina de costos del mismo para conocer más acerca de su póliza y cómo serán cubiertos los gastos.

8. No falte a sus citas de control

Luego de culminar sus sesiones de radioterapia, el médico le indicará con qué frecuencia debe acudir a sus

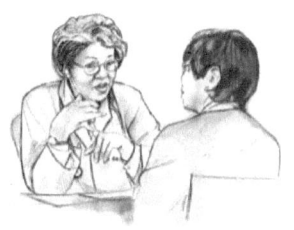

citas de control. El tiempo y el espacio entre dichas citas dependerá de los logros de su terapia y los riesgos de una recurrencia o efectos colaterales.

Generalmente, la mayoría de los pacientes son examinados en citas de control un mes después de culminada la terapia y de tres a seis meses después de eso, por un período de cinco a diez años.

"El éxito del tratamiento, también depende de Usted..."

GLOSARIO

Dosis absorbida: la cantidad de radiación que alcanza y afecta al cáncer u órgano a ser tratado.

Acelerador lineal: una máquina que produce rayos-x de alta energía para el tratamiento del cáncer.

Alopecia: pérdida de cabello.

Analgesia: alivio del dolor sin pérdida de la conciencia.

Anestesia: un procedimiento que involucra el uso de medicamentos para que el paciente sea incapaz de sentir dolor con o sin pérdida de la conciencia.

Anorexia: pérdida severa del apetito.

Axila: área del hoyo del brazo donde están ubicados muchos nodos linfáticos que drenan el brazo y la mama.

Benigno: un tipo de tumor o masa con potencial de crecimiento restringido; opuesto de maligno.

Betatrón: una máquina que produce radiación utilizados en el tratamiento de ciertos cánceres profundos. Hoy día es raramente utilizado por su gran tamaño y costo.

Biopsia: un procedimiento que involucra la remoción de una pequeña cantidad de tejido corporal para un análisis microscópico. Con frecuencia es utilizado para hacer o confirmar la diagnosis del cáncer.

Bilateral: en ambos lados del cuerpo.

Braquiterapia: un tipo de radiación de corto rango en el que las fuentes radiactivas son colocadas dentro del cáncer para ser tratado.

Campo: un término utilizado en la oncología de radiación para describir o definir una parte particular del cuerpo del paciente para ser tratada con una fuente de rayos-x / gama.

Cáncer: un término general para más de 100 enfermedades malignas caracterizadas por un crecimiento anormal e incontrolado de células. Este término incluye todos los carcinomas y sarcomas, así como leucemias y linfomas.

Carcinogénico: una propiedad de algunos agentes (por ejem). el humo y el alcohol) que podría contribuir al desarrollo del cáncer (igual que "oncogénico").

Carcinoma: el tipo de cáncer más común. Se forma desde la piel o desde el forro de los intestinos y bronquios, o ducto de una glándula, tales como la mama o el páncreas.

CAT: Tomografía Axial Computarizada, la cual provee imágenes de rayos-x por secciones del cuerpo, tales como de la cabeza, tórax o abdomen. Es muy útil para diagnosticar cáncer y para la planeación de tratamientos de radioterapia.

CT scan: abreviación común para CAT (ver CAT).

Célula: la unidad funcional más pequeña de tejido vivo. Puede tener un diámetro tan grande como una milésima de pulgada, pero la mayoría tiene únicamente un tercio o la mitad de ese tamaño.

Cérvix: la parte más baja del útero, la cual se proyecta en la vagina.

Clon: una colección o grupo de células, todas derivadas de una sola célula.

Cobalto-60: una fuente radiactiva que emite rayos gama similar a los rayos-x de alta energía. Con frecuencia es utilizado para tratar el cáncer a pocos pies de distancia.

Colon: intestino grueso.

Colposcopia: examen visual de la vagina y cérvix por medio de un instrumento de magnificación que es insertado en la vagina.

DNA: abreviación para ácido desoxirribonucleico, el nombre químico para nuestros genes.

Dosimetrista de Radiación: un técnico de radiación especializado que calcula la cantidad exacta de radiación a ser dada a un paciente de radioterapia cada día. Algunos dosimetristas también confeccionan bloques para proteger tejidos normales y/o dispositivos o aparatos de apoyo para ayudar a los pacientes a mantenerse inmóviles durante la terapia.

Electrón: una menuda partícula de aspecto natural, tiene una pequeña carga negativa.

Excisión: remoción quirúrgica.

Gray (Gy): una unidad de energía utilizada para medir la dosis de radiación a un tumor. Típicamente, los pacientes reciben dos a tres grays durante cada tratamiento de radiación.

Ginecología: el estudio de las enfermedades del órgano reproductor femenino.

Hipertermia: la elevación de la temperatura del tejido. Un tratamiento del cáncer conocido para aumentar los efectos curativos de la irradiación y la quimioterapia. (Ver cap. 9 para detalles)

Hipofaringe: parte más baja de la garganta al lado y detrás de la laringe (o caja de la voz).

Inmunidad: la condición de ser resistente a una enfermedad en particular, tales como una enfermedad infecciosa o cáncer.

Implante: otro nombre para braquiterapia.

Interferón: una proteína creada por ciertas células, usualmente en respuesta a una infección viral que ocasionalmente tiene tanto propiedades anti-cáncer, como anti-virales. (Ver cap. 9 para detalles)

Implante intersticial: la colocación de finos tubos por medio de tejidos que contienen un cáncer; estos tubos son llenados más tarde con fuentes radiactivas para braquiterapia.

Implante intracavitario: la colocación de un pequeño tubo dentro de una cavidad del cuerpo, tal como los bronquios o vagina; este tubo es llenado con fuentes radiactivas para braquiterapia.

Isolateral: en el mismo lado del cuerpo (lo opuesto a contralateral).

Laringe: parte de la garganta utilizada para hablar; con frecuencia llamada "*caja de la voz*" o "*manzana de Adán*".

Quimioterapia: tratamiento con drogas anti-cáncer.

Quimioterapeuta: un físico o médico que se especializa en el uso de drogas para tratar el cáncer. Con frecuencia llamado *médico oncólogo.*

Radiación con fuente externa: un tipo de radioterapia en la cual una máquina emite radiación a una parte del cuerpo del paciente, llamada también teleterapia.

Radiación ionizante: un tipo de radiación utilizada en el tratamiento del cáncer que daña la célula de DNA y detiene el crecimiento de la célula. Los ejemplos incluyen los rayos-x, gama, electrones y neutrones.

Rayos gama: radiación emitida por algunas fuentes radiactivas tales como cobalto-60. Los rayos gama tienen propiedades idénticas a los rayos-x.

Sección congelada: técnica rápida para análisis de tejido extraído en la biopsia.

Tejido conector: los tejidos del cuerpo que apoyan varias estructuras del cuerpo (hueso, cartílago, músculo y fibra, son ejemplos).

BLIOGRAFÍA

- American Society of Clinical Oncology (ASCO)
  https://www.cancer.net
  Términos relativos al cancer: conceptos básicos sobre el cáncer
  2004

- Richard A. Steeves, M.D. Ph.D.
  Madison, Wisconsin
  Mayo 1992
  "CANCER'S PATIENTS GUIDE FOR RADIOTHERAPY"

www.ingramcontent.com/pod-product-compliance
Lightning Source LLC
Chambersburg PA
CBHW031432210526
45464CB00005B/2161